现代著名老中医名著重刊丛书·第三辑

金子久专辑

浙江省中医研究所
浙江省嘉兴地区卫生局 编

人民卫生出版社

图书在版编目(CIP)数据

金子久专辑/浙江省中医研究所　浙江省嘉兴地区卫生局编. —北京:人民卫生出版社,2006.12
(现代著名老中医名著重刊丛书　第三辑)
ISBN 978-7-117-08282-2

Ⅰ. 金…　Ⅱ. ①浙…②浙…　Ⅲ. 医案-汇编-中国-现代　Ⅳ. R249.5

中国版本图书馆 CIP 数据核字(2006)第 143764 号

现代著名老中医名著重刊丛书

第三辑

金子久专辑

编　　者:浙江省中医研究所
　　　　　浙江省嘉兴地区卫生局
出版发行:人民卫生出版社(中继线 010-59780011)
地　　址:北京市朝阳区潘家园南里 19 号
邮　　编:100021
E - mail:pmph @ pmph.com
购书热线:010-59787592　010-59787584　010-65264830
印　　刷:北京虎彩文化传播有限公司
经　　销:新华书店
开　　本:850×1168　1/32　　印张:5.375
字　　数:130 千字
版　　次:2006 年 12 月第 1 版　2023 年 6 月第 5 次印刷
标准书号:ISBN 978-7-117-08282-2
定　　价:12.00 元

出版说明

自20世纪60年代开始，我社先后组织出版了一批著名老中医经验整理著作，包括医论医话等。半个世纪过去了，这批著作对我国近代中医学术的发展产生了积极的推动作用，整理出版著名老中医经验的重大意义正在日益彰显，这些著名老中医在我国近代中医发展史上占有重要地位。他们当中的代表如秦伯未、施今墨、蒲辅周等著名医家，既熟通旧学，又勤修新知；既提倡继承传统中医，又不排斥西医诊疗技术的应用，在中医学发展过程中起到了承前启后的作用。这批著作均成于他们的垂暮之年，有的甚至撰写于病榻之前，无论是亲自撰述，还是口传身授，或是其弟子整理，都集中反映了他们毕生所学和临床经验之精华，诸位名老中医不吝秘术、广求传播，所秉承的正是力求为民除瘼的一片赤诚之心。诸位先贤治学严谨，厚积薄发，所述医案，辨证明晰，治必效验，不仅具有很强的临床实用性，其中也不乏具有创造性的建树；医话著作则娓娓道来，深入浅出，是学习中医的难得佳作，为近世不可多得的传世之作。

由于原版书出版的时间已久，已很难见到，部分著作甚至已成为学习中医者的收藏珍品，为促进中医临床和中医学术水平的提高，我社决定将一批名医名著编为《现代著名老中医名著重刊丛书》分批出版，以飨读者。

第一辑收录 13 种名著:

《中医临证备要》　　《施今墨临床经验集》
《蒲辅周医案》　　《蒲辅周医疗经验》
《岳美中论医集》　　《岳美中医案集》
《郭士魁临床经验选集——杂病证治》
《钱伯煊妇科医案》　　《朱小南妇科经验选》
《赵心波儿科临床经验选编》　　《赵锡武医疗经验》
《朱仁康临床经验集——皮肤外科》
《张赞臣临床经验选编》

第二辑收录 14 种名著:

《中医入门》　　《章太炎医论》
《冉雪峰医案》　　《菊人医话》
《赵炳南临床经验集》　　《刘奉五妇科经验》
《关幼波临床经验选》　　《女科证治》
《从病例谈辨证论治》　　《读古医书随笔》
《金寿山医论选集》　　《刘寿山正骨经验》
《韦文贵眼科临床经验选》　　《陆瘦燕针灸论著医案选》

第三辑收录 20 种名著:

《内经类证》　　《金子久专辑》
《清代名医医案精华》　　《陈良夫专辑》
《清代名医医话精华》　　《杨志一医论医案集》
《中医对几种急性传染病的辨证论治》
《赵绍琴临证 400 法》　　《潘澄濂医论集》
《叶熙春专辑》　　《范文甫专辑》

《临诊一得录》

《中医儿科临床浅解》

《金匮要略简释》

《温病纵横》

《针灸临床经验辑要》

《妇科知要》

《伤寒挈要》

《金匮要略浅述》

《临证会要》

这批名著原于20世纪60年代前后至80年代初在我社出版，自发行以来一直受到读者的广泛欢迎，其中多数品种的发行量都达到了数十万册，在中医界产生了很大的影响，对提高中医临床水平和中医事业的发展起到了极大的推动作用。

为使读者能够原汁原味地阅读名老中医原著，我们在重刊时采取尽可能保持原书原貌的原则，主要修改了原著中疏漏的少量印制错误，规范了文字用法和体例层次，在版式上则按照现在读者的阅读习惯予以编排。此外，为不影响原书内容的准确性，避免因换算造成的人为错误，部分旧制的药名、病名、医学术语、计量单位、现已淘汰的检测项目与方法等均未改动，保留了原貌。对于犀角、虎骨等现已禁止使用的药品，本次重刊也未予改动，希冀读者在临证时使用相应的代用品。

人民卫生出版社

2006年11月

编写说明

金子久为清末民初著名医家，学验俱丰。其踪迹所至，北抵齐燕，南及闽粤，慕名而从学于门下者，先后达一百五十余人，门墙桃李，代有传人，形成别具风格的金氏学术流派，影响很广，深为医林所推崇。

为继承发扬祖国医学遗产，总结名老中医的学术经验，在浙江省卫生厅的直接领导下，我们成立了金子久学术经验整理小组，开展对金氏学术经验的整理总结工作。

金氏生前忙于诊务，无暇著述，但积累了大量医案，除部分已刊行问世外，大多为其门人后学所抄录珍藏。因此，积极收集金氏医案，是我们搞好整理工作的首要任务和先决条件。经过广泛深入的调查研究，在有关方面，特别是金氏家属及其学生后辈的大力支持下，得以收集到未发表的金氏医案抄本四十八册，以及所有已刊行的医案等，从而使我们充分掌握了第一手资料，保证了整理工作的顺利进行。

在整理工作中，我们坚持古为今用和实事求是的原则，力求客观、准确地反映金氏的学术观点和治疗经验。对收集到的所有原始素材，进行了认真学习，反复领会，并把数以千万计的病案，逐一分析，按类统计，然后加以综合归纳，从中探讨规律，汲取精华。本专辑共分为四个部分：第一部分，介绍金氏生平事迹、学术渊源；第二部分，对金氏的主要学术思想和擅治病种的经验，加以探讨和阐述；第三部分，从金氏的医案中选取具有特色的见解和论述，用其原话编写成医论；第四部分，选择立论精辟、证因脉治较为完整的医案，重点介绍，以窥原貌，并略附按语，以供读者参考。以上四个部分，相互联系，前后印证，冀以体现继承中有发扬，整理中见提高。

本辑由吴徐来、褚谨翔、盛增秀、凌天翼、吕直、钟锬、许有冰等同志参加整编。并承桐乡、德清、海宁县卫生局的大力支持，谨此致谢。由于我们水平有限，工作不够细致，肯定存在不少缺点和错误，敬请批评指正。

浙江省中医研究所

浙江省嘉兴地区卫生局

一九八〇年八月

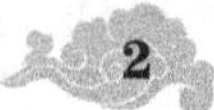

目录

生平事略、学术渊源和治学态度……1

金氏生平简介……1

学术渊源和治学态度……3

主要学术思想和观点……5

重视阴阳五行学说指导临床实践……5

治病强调因人、因时、因地制宜……6

四诊合参　尤重切脉……8

重脾肾功能　调先天后天……10

注重气机　善调升降……11

推崇“轻可去实”　方药清灵　重炮制　讲实效……13

治疗经验选介……15

治疗温病的经验……15

附：治疗湿温的经验……22

治疗虚损的经验……26

治疗痰饮的经验……33

治疗咯血的经验……38

治疗肝胃病的经验……46

治疗妇科病的经验……52

医论选萃……59

五脏根本说 …… 59
脾胃为后天之本 …… 59
论天人相应脾胃升降之义 …… 60
气机升降出入论 …… 60
体质禀赋嗜好与病有关 …… 61
四时气候致病举隅 …… 61
辨舌察苔杂谈 …… 62
辨脉泛论 …… 62
论营卫寒热 …… 63
肺虚伤风说 …… 64
风温论治 …… 64
暑湿小议 …… 64
论湿温多汗忌 …… 65
温病论下 …… 65
温病注重津液 …… 66
肺痨病源论 …… 66
虚损咯血论治 …… 67
失音虚实辨 …… 67
论呃忒 …… 67
痰饮述要 …… 68
橐囊说 …… 69
胃病浅说 …… 70
泄泻证治 …… 70
痢疾论治 …… 71
阳黄论治 …… 71
臌胀论治 …… 72
水肿谈 …… 72

治气三法 …………………………………………… 73
浅谈治风先治血 ……………………………………… 73
论中风 ……………………………………………… 73
膀胱气化小议 ………………………………………… 73
耳鸣析 ……………………………………………… 74
奇经八脉为病说 ……………………………………… 74
多产致病论 ………………………………………… 74
证原杂谈 …………………………………………… 75
烟酒有害论 ………………………………………… 75
论保赤万应散 ………………………………………… 75

医案选按 ………………………………………… 77
风温 ………………………………………………… 77
暑温 ………………………………………………… 79
暑湿 ………………………………………………… 81
湿温 ………………………………………………… 84
伏暑 ………………………………………………… 87
热毒发斑 …………………………………………… 92
伤寒 ………………………………………………… 94
中风 ………………………………………………… 94
肝风 ………………………………………………… 95
风阳挟食 …………………………………………… 96
虚损 ………………………………………………… 97
痰饮………………………………………………… 109
咯血………………………………………………… 118
肺痈………………………………………………… 123
胃脘痛……………………………………………… 124

呃逆……129
泄泻……130
痢疾……132
便血……136
臌胀……138
癃闭……138
癫狂……139
痉症……142
神志病……147
妇女病……150
目疾翳障……157

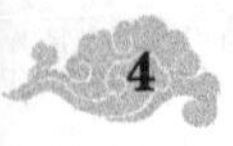

生平事略、学术渊源和治学态度

金氏生平简介

金子久先生，名有恒，浙江省桐乡县大麻镇(原属德清县，现大麻公社)人。生于清同治九年十月十五日，卒于民国十年七月九日(1870～1921)。祖籍杭州，侨居余杭县临平镇，后迁居大麻。父芝石，精儿科，亦治内科，弟有壬(字仲林)均著名于当地。

金氏自南宋以来，世代业医。先生幼承家学，渊源有自，读书颖悟。时芝石公年衰多病，虑祖业之失传，因命先生侍诊左右。弱冠即小试于乡里，其时父母相继去世，哀痛之余，益自淬砺。先生业与年进，学验俱丰，辨证精确，疗效显著，誉驰遐迩。曾于1915年悬壶申江，兼任沪南慈善会施诊，轮值之日，病者数倍寻常，名更大噪。其为人治病，不论贫穷贵富，一视同仁，从不计酬之厚薄。对寡妇孤儿，免收诊金，且资助药费，直至治愈为止。有时出诊甫息，忆及邻近危重病人，虽未被邀请，亦去复诊，借以观察疗效和病情变化，虽风雨深夜不能阻。晚年在大麻家乡，每因诊号过多，中餐延至一二时，晚餐延至半夜，已属常事，而先生亦不以为苦。尝谓其门弟子曰："医者之对于病家，天职所在，无可或亏，不拘于地，不限于时，有召必往，有法必施，应诊未完，勿问他故。"可见其对病家负责之精神。此外，对地方公益，尤为热心。曾创设大麻初级小学，概免学费，使清贫孩童，得有求学机会，校中开支，全部独自承担。

金氏虽声誉日著，但不自高身价，惴惴然常若弗及，犹恐学验不足，惠及无多，因此专心致志，更加奋发，尝谓："医之为道，既不可偏执一端，亦不当轻讥同业，学力心机，相资并用，庶多一经验，而后少一谬误。”足见他诊疗态度之严谨。是以三十余年来，信仰日高，延聘争先，踪迹所至，北抵齐燕，南及闽粤，大江南北，皆有先生足迹。医道医德，人所共仰，故慕名而负笈从学者，先后达一百五十余人。因材施教，循循善诱，除教以《素灵类纂约注》，《金匮要略心典》等经典著作外，《临证指南》尤为必读之书，而对温病诸家学说，亦属必修之课，门墙桃李，代有传人，形成别具风格之金氏学术流派。根据最近查访，金氏门生与再传子弟，遍及江、浙、津、皖、鄂、粤等省市，尤以江、浙两地，嫡传私淑，到处都有。对先生之抄本医案，辗转传抄，什袭珍藏，影响所及，既广且远。先生逝世后，门人吴兰士挽有一联云：“讲素问、授青囊，所承提命，历有多年；回首忆鸿恩，最难忘杖履追随，风雨同舟怜小子。浙东西，江南北，待起膏肓，不知凡几；惊心闻噩耗，又岂独门墙饮泣，山丘到处哭先生。”情深意切，颇可反映当时金氏盛名情况和大家对他的深切哀悼。

金氏医学精深，出诊时见有求神拜佛，每加告劝，道出病因，或是病中谵语，或是大热神昏的道理。故被开导放弃迷信而就医获愈的，为数不少。如一次在海宁县长安某家诊治，病家香烛高烧，正在祀神，先生诊毕曰：“此病吾能治愈，不必求神求鬼。”竟用旱烟管将神模祭品撩抛一空。此种提倡信医不信巫的可贵事例，至今犹传为佳话。在金氏医案中，确实未曾见到有关迷信鬼神和谶纬玄学的叙述，这也是他思想进步的一种表现。

金氏好学深思，舟车寒暑，手必一卷，而且记忆力很强，他的文学修养和医学知识，是从自学中得到锻炼和提高的。他早年的医案，是仿叶天士的体裁，后来看到著名妇科陈叔御老医师善用四六俪体，遂相仿用。秦伯未先生曾有：“名振南北，学问渊深，案语多俪体，千言立就，一时无两”之评。姚若琴等也称颂:“先生善属文，深得六朝神髓，故案语多以俪辞为之，有枚乘之速，相如之工”。辞虽过誉，但也足以说明其受到广大群众与同道们的钦佩和尊重。其中尤以近贤裘吉生氏所评论的:“治病如析狱，诊断老练，用药轻灵，所谓合江浙时宜之法也”。符合实际，允称至当。

金氏数十年如一日，勤勤恳恳，任劳任怨，以全部精力，献给了祖国的医药卫生事业。惜忙于诊务，无暇著述，所遗《问松堂医案》，曾刊于1923年上海编刊的《中医杂志》。秦伯未所编《清代名医医案精华》，姚若琴等所辑《宋元明清名医类案续编》，裘吉生所编《三三医书》等均有部分收入，单行本《金子久医案》亦有发行。深受中医界所欢迎。

综观金氏一生，是一位重视临床实践和有一定造诣的医学家。他的学术思想和治疗经验，对后世影响较大，值得我们学习整理，继承发扬。

学术渊源和治学态度

金氏学有渊源，造诣颇深，对《内经》、《难经》、《神农本草经》,《伤寒论》、《金匮要略》以及金元四大家，温病诸家学说，能深入钻研，融汇贯通，并能师古不泥，自出机杼。宗《伤寒论》而不拘泥于伤寒方，师温病学说而不机械于四时温病之分，既不立异以矜奇，亦不苟同而随俗。特别注重临床辨证活用，尝谓“学无常师，择善而事，临症非难，贵在变化。”如读《伤寒论》“伤寒汗出而渴，五苓散主之。”他在该条旁注:“汗出而渴，与白虎汤同，故不能凭此四字而径任五苓，当与脉浮数，小便不利，微热消渴诸条合参。”对《内经》的重要理论，诸如阴阳五行、脏腑经络等学说，尤能运用于临床，在医案中颇多引述和发挥。特别对清代著名的温病学派叶、薛、吴、王和喻嘉言等氏著作，更有深刻的研究，功力甚深。处方用药，得力于叶天士《临证指南》和喻嘉言

《寓意草》尤多，而且每多仿效，有时师其法而异其方，切合实用，疗效卓著。如温病案：“气津阴液，皆为戕耗，风阳痰火，日见剧烈……内涸外脱，预宜防微。养正则碍邪，清邪则碍正”，因仿喻氏清燥救肺汤法，原方去阿胶、麻仁，加川贝、竹沥，并易人参为西洋参，“使正气不为清而致虚，邪气不为补而树帜。”金氏不仅长于时方，用药轻灵圆活，而且也善用古方，而无门户之见。如乡人范玉林，年逾七旬，鼻衄如注，历经昼夜，面色如纸，犀角地黄等方，几如沃水，临危时延先生诊治，投以大剂量参附而起。镇人陈维元，温热挟食，昏不知人，犀角、羚羊角、至宝等药，遍服不效，肢厥脉伏，仅存一息，金氏令取鲜莱菔汁一大碗，启齿灌之，旋用大承气汤，得解燥矢而苏。这种博览群书，撷采众长的治学态度，无疑是颇为进步的。

金氏虽负盛名，但非常谦虚，如对同道的经验，也能取其所长，补己之短，从不骄傲自满。如村人俞有年，患五更泄泻，困顿经久，处方用补火益土之剂不应，后俞至杭州求治于名医莫尚古，服三剂而疾愈。先生知而奇之，索观其方，内有苁蓉、麻仁等润滑之品，系取“通因通用”之义，乃叹曰：“莫先生吾不及也。”嗣后遇此等症，亦仿莫氏法而取得了较好的效果。即使民间单方、验方，亦善于吸收和应用，如用青蒿虫治小儿惊风，鲜蚕豆花或嫩叶生捣，治疗咯血、鼻衄，马齿苋治痢，苧麻根安胎等，均来源于民间。这种虚心好学、精益求精的治学精神，是非常可贵的。

主要学术思想和观点

金氏给后人留下的大量有价值的医案，无一不是他的临床实录，既反映了金氏学术思想，又蕴集了他丰富的治疗经验，为我们今天探讨金氏学术经验提供了重要素材。综观金氏医案，叙理精辟，论证详全，立法谨严，用药妥切，理法方药贯通一体，堪为后学楷模。兹就其主要学术思想和观点，探讨如下：

重视阴阳五行学说指导临床实践

金氏在医学上的基本观点，首先强调阴阳五行与人体生理、病理的密切关系、运用阴阳五行学说指导辨证和治疗。在生理上，认为人身离不开阴阳两个方面，指出："人之一身，不外阴阳，阴阳即气血，气血即水火，水即化气，火即化血"；"夫人之扼要，阴阳气血者也。"同时还秉承《内经》"阴平阳秘，精神乃治"（《素问·生气通天论篇》）之旨，认为人身赖阴阳以生，阴阳的相互维系、平衡协调是维持生命活动的根本，如说："精神借阴阳以维持，阳气足则神有归宅，阴气足则精有贮蓄"；"水火全赖相济，庶几阴平阳秘"。又说："血属阴，气属阳，血与气相辅助，阴与阳相交恋"。在论述病理时，强调"阴阳之造偏"是引起疾病，甚至导致死亡的根本原因，所谓"万事之变，不出乎阴阳偏胜四字"。如案中载："人身一阴阳也，阴阳和则神清气定，一有偏胜，自致不测之疴"；"血属阴，气属阳，血去阴虚于内，气升阳冒于上。"凡此都是以阴阳学说来探求病源，分析病机。又载："阴从下泄，气不生血，形色夭然不泽，精不御神，寐中蠕然而动，阴阳交离，气血交脱，精神不守，魂魄不安，则奄奄而困厄，岂不岌岌危哉！”这是运用阴阳学说以推测疾病的发展趋向，判断预后。既然“阴阳之造偏”即阴阳平衡协调遭受破坏是引起疾病的根本原因，所以金氏治疗疾病十分强调“和阴阳之造偏”，致力于调整阴阳，使之恢复相对平衡协调状态，达到愈病的目的。如论治法时指出：“新病阴阳相乖，补偏救弊，宜用其偏；久病阴阳渐损，补正扶元，宜用其平。”论用药则说：“阳脱于外，宜阳药中参阴药，从阴以引其阳；阴脱于内，宜阴药中参阳药，从阳以引其阴，使阴阳复返其宅。”又说：“脏阴宜藏，腑阳宜通。”金氏运用阴阳学说指导临床立法用药，于此可见一斑。

对于五行学说，金氏亦应用裕如，常以五行生克乘侮的理论指导辨证求因、审因论治。以咳嗽、虚损、胃脘痛等病证为例，如咳嗽案载：“咳属肺病，嗽属脾病，土为肺母，金为脾子，咳嗽经久，金土失相生之机，肺气司降，肝气司升，肝有相火所寄，肺金最畏火刑，火激于上，清肃安能权降，丹溪所谓‘木叩金鸣’是也。”又载“咳久肺气已伤，金不制木，木邪炽盛，上乘于胃则脘痛；下侮于脾则便泻。”劳损案亦载：“薰蒸之木火，刑于肺为咳呛，无形之肝气，刑于胃为呕逆……木火同仇，金水相生，壮水制火，俾金水得清化之权，养金柔木，使中宫无戕贼之害。”从病机分析到立法处方，均贯穿着五行学说。观案中所列治法，诸如扶土抑木、培土生金、清金制木、补火生土、金水相生、滋水涵木等，广为采用。举凡这些，充分说明了金氏重视阴阳五行学说在临床上的应用。

治病强调因人、因时、因地制宜

金氏临证治病，从整体观念出发，根据患者的体质强弱，居处风土燥湿，气候寒温等不同情况，灵活运用方药，做到因人、因时、因地制宜。

首先，金氏遵循《内经》“邪之所凑，其气必虚”；“必因虚邪之风，与其身形，两虚相得，乃客其形”的论述，很重视机体内在因素，包括年龄长幼、饮食嗜好，特别是体质强弱在疾病发生、病情转归及防治上的重要地位。这些内容，在金氏医案中不乏记载。如有关年龄方面，案述:“稚质阴虚，最易受暑”；“四龄纯阳之体，不耐烦热”；“童质真阴未充，胆志未坚”；“耄耋之年，营卫应虚”。饮食嗜好方面，指出:“过嗜酒醴，肝胆必有伏火，恣嗜肥浓，脾胃必多湿痰”；“酒湿类聚，最易阻气伤阳”；“烟有辛燥之气，最易耗气伤肺。”关于体质方面，案载:“体质水亏木旺，平素气虚痰阻”；“魁伟之质，阳虚痰多”；“质素清癯，本非松柏贞固之态”，诸如此类，不胜枚举。正因为人的年龄、体质、饮食嗜好等各有不同，并影响疾病的发生和转归，所以金氏临证治病，常根据个体的不同特点，因人而治。如治疗儿科疾患，针对小儿“稚阴稚阳之体”，肌肤柔嫩，脏腑未坚和疾病过程中易寒易热、易虚易实的生理、病理特点，治疗上随时注意照顾正气，慎用大寒大热和汗下峻剂；老年人大多气血已衰，阴阳俱弱，临床以虚证，或虚中夹实之证较多，故金氏立方遣药，亦考虑其体质特点，多用补养之剂，尤重视调整脾肾两脏的功能。如治老年痰饮病，常以扶正固本为主，善用六君、肾气诸方，以温补脾肾。对平素阴虚而感受外邪，注意养阴以祛邪；痰湿之体而罹患疾病，兼顾化痰祛湿等等。

人生活在天地气交之中，自然环境、四时气候的变化，与人身的生理、病理息息相关。金氏提出:“要之人身气机，合乎天地自然，一有偏胜，便有错乱。”在这种学术思想支配下，他在分析病因病机，推测病情转归和制订防治措施等方面，每参合天时地理等因素，因时、因地制宜。这在诊治时病、虚损、咯血等病症上尤为突出。江南水网地带，地处卑湿，湿病害人最广，特别在夏秋季节，天之热气与地之湿气相合，湿热为患尤甚。因此金氏治疗时病，结合风土特点，常用燥湿、化湿、利湿之品，诸如二陈、平胃、藿香正气、五苓诸方，广为采用。又如治疗虚损咯血，很重视时令节气对病情的影响，从而采取相应的防治方法。如案载："秋分司令，燥火行权，治法不可背谬，只与因时制宜，首当清肺之燥，参用潜肝之火。"就是参合时令变化，及早应用清金柔木之剂，以防旧恙复萌。这种因人、因时、因地制宜的治疗原则，符合祖国医学的整体观念，值得继承和发扬。

四诊合参　尤重切脉

金氏诊治疾病，重视四诊的结合，更得力于脉诊，在脉学方面造诣颇深。他从不自恃医道高明，什么病都一目了然，或一摸脉、一望舌便判定病情，而是凭借各种诊察方法，详细搜集临床资料，进行四诊合参。如诊李姓虚损痰饮案，通过望诊，看到患者"形瘦"，"喘急"，"痰如稀涎"，"舌苔薄浅而白"；闻诊察知"咳嗽失音"，"语言声音重浊"，"喉间痰声漉漉"；问诊询知"痰如稀涎，味带咸味"，时有"轰热"，"肋际掣痛"，"寐难"，"脘宇嘈杂，胃纳遂使锐减"，"口燥不喜渴饮"，且"汗出甚多"，"茎缩溲沥"；切诊得知"肢厥"，"左右脉象均见弦滑，浮取有力，重按无神"。综合分析四诊资料，辨证为"内饮外饮同时并发，表邪里邪俱形混淆"；"痰饮牢不可破，虚损尤宜防护。"从治病必求于本的原则，认为"调治未可注重一方"，"当从半虚半实着想，庶无畸轻畸重之弊。"于此不难看出，金氏十分注重四诊合参，吻合《内经》"善诊者，察色按脉，先别阴阳，审清浊，而知部分；视喘急，听音声，而知所苦。观权衡规矩，而知病所主。按尺寸，观浮沉滑涩，而知病所生。以治无过以诊则不失矣"（《素问·阴阳应象大论》）之旨。金氏对脉象，每有详细的记述，究其特点，一是重视审辨三部九候及其脏腑主病。《素问·三部九候论》云"人有三部，部有三候，以决死生，以处百病，以调虚实，而除邪疾。"自《内经》对脉诊有三部九候的分辨，其后历代脉学家又十分重视寸口脉与脏腑的关系，金氏亦不例外。如案载"左寸脉大尺弱，离坎尚未交媾，关部弦数，肝木不荣，右手寸部缓大，肺气已有外泄，关部柔滑，中焦尚有浊痰。"从左右寸关尺三部的不同脉象，分析病性、病位，辨脉极为细致。二是辨脉因时制宜。自然环境，包括温度、湿度以及四时更递都直接影响到人的生理功能，脉象的变化也是如此。《素问·脉要精微论》指出:"万物之外，六合之内，天地之变，阴阳之应……四变之动，脉与之上下。"金氏辨脉也根据时令变迁，作出不同的判断。如案述:"左脉略形振作，真元有来复之象，惟关部尚见弦势，一由肝气未获条达，一由春际木旺之气，《脉诀》有云，春弦夏洪，秋毛冬石，是为应候，而无异虑也。"三是重视"合脉"的临床意义。所谓合脉，即由几种脉象组成的复合脉，对合脉的审辨更能识别疾病内部的复杂病机，如"脉象小浮而数，余湿复感新邪"；"左脉小浮而滑，右脉数滑"，为"外感内风，积阻气机"等，都是合脉主病的记述。四是凭脉明辨外感内伤。如案中指出:"外感风寒，辨乎左脉，内伤饮食，辨乎右脉，左手三部均见浮大，浮者风也，大者风从火化也；右手三部俱形滑数，滑者痰也，数者痰中有火也"；"脉象左数右大，其为内火灼金，非感传肺。"金氏能根据左右寸关尺不同部位的脉象变化，对外感内伤作出明判。此外，金氏还十分注意脉象之是否有胃、有神、有根，作为判断预后的重要依据。特别对无神无根之脉，有其独特的描述和判断，如虚劳症"脉象二尺垂露，根本已乏极也"；失血症"脉来芤大、重按毛涩……其气不摄，营卫不调"；温病"左脉乍弦乍动，右脉忽散忽聚，无限之侮邪，蔓延不已，有限之真气，持守无多"；"脉至悠忽不扬，真元似难支持，阴阳不为系维，虚脱之患，不得不防。”此等脉象的出现，提示“危险之形已见，脱绝之势在即”，预后大多不良。

重脾肾功能　调先天后天

金氏对喻嘉言“凡治病不明脏腑经络，开口动手便错”的论点颇为信奉，善于运用脏腑学说，指导临床实践。在五脏中，他尤重视脾肾两脏对人体生理病理的重要作用。尝谓“脾为万物之母，肾为万物之元，脾肾两经，关系根本”；“夫五脏之根本脾也、肾也，五脏之枝叶心也、肺也……”；“要之根本一拨，则枝叶未有不凋者也。”对“肾为先天之根，脾为后天之本”的理论颇有发挥。在具体论述肾的生理功能和病理变化时说，“肾藏精”；“为水火之脏”；“若津液不足，则五脏之阴俱亏”；“肾水一亏，则五火生。”又说:“肾中有命火所寓”，命门为“源泉之温以生养万物”；“脾土赖火所生”，才能“转运不息，生生不绝。”这些观点实导源于《内经》、《难经》，更受张景岳、赵养葵诸家的影响。在论述脾（胃）的生理、病理时说，“脾为坤土，生育万物”；“脾气者，人身健运之阳，如天为有日也，脾旺则烈日当空，片云纤翳能掩之乎?”并高度重视“胃居于中，主乎六腑之总司”的砥柱作用，指出“大小肠皆禀受其气，而膀胱之气也赖中气之运行。”“胃病则六腑也病。”对于脾胃的关系，认为“胃为阳土，脾为阴土，胃阳赖脾阴以濡之，脾阴藉胃阳以煦之”，两者相互合作和补充，但又有分工和区别，因此说，“夫治胃与治脾不同，治脏与治腑有异，脾为湿土，宜温则健；胃为燥土，宜润则和”，对脾胃同中有异的关系作了精辟的阐发。这些观点，也导源于《内经》、《难经》，更受李东垣、叶天士学说的启发。基于上述认识，所以金氏在临证治病中，很注意调理脾胃，尝谓“四时百病皆以胃气为本，调治法程必养胃气为主”，“惟治脾者有一举而兼备三善：一者脾气旺如天青日朗而龙雷潜伏；一者脾气旺则游溢精气而上供于肺；一者脾气旺而水谷精微以复生其不竭之血。”在临床治疗中，如治温病，十分重视保存津液，特别强调养胃阴的重要性，对喻嘉言所谓“人生天真之气，即胃中之津液”的论点，推崇备至，认为“胃是津液之本”，所以养阴先宜养胃阴，每用石斛、西洋参、沙参、麦冬等甘柔濡润之品以养胃津，沃焦救焚，以冀津复热退。在温病恢复阶段，常嘱病者以红枣煮粥等为食饵，助后天生化之源，吻合《内经》“食养尽之”之旨。对虚损的治疗，亦重视调补脾肾。常用建中、四君、六君、参苓白术散之类，补中益气、培土生金，或取沙参麦冬汤之属滋养胃阴；用六味地黄汤、知柏地黄汤、左归丸之属滋填下元、育阴清火，或取金匮肾气丸、右归丸之类温补下焦、益火生土。对于痰饮一证，基于“痰饮之根起于脾肾阳虚”的认识，主张“治肺为标，治脾为本”；“治肺为流，治肾为源”。特别当咳喘缓解期，恒从培补脾肾立法，药用六君、肾气诸方，以冀杜根，防止复发。举凡这些，足以看出金氏在学术上重视脾肾两脏功能，强调调养先后天的学术观点，是值得我们效法的。

注重气机　善调升降

气机升降是人体脏腑生理功能的一种基本形式，是维持生命活动的必要条件，故《素问·六微旨大论》有“升降息则气立孤危”之论。金氏治病，十分重视气机升降在人体的重要作用。在生理上，认为脏腑功能活动，如血液的运行、精微的输布、肾阳的温煦、宗气的固摄、外邪的防御等，都与气的作用有着至密的关系。他根据“清阳出上窍，浊阴出下窍”和“饮入于胃，游溢精气，上输于脾。脾气散精，上归于肺，通调水道，下输膀胱”等论点，指出了“呼出之气，心肺主之；吸入之气，肝肾主之，呼吸之中，又主脾胃，盖脾胃位乎中，为呼吸之总持。”并说:“夫肺脏象天，脾脏象地，肺主通调水道，下输膀胱者，有若天气降而为雨之义；脾主布散精微，上归于肺者，有似地气升而为云之象。肺脾清肃健运，则升降无碍而吸呼自如。”而对脾胃在气机升降上的作用，发挥尤多，指出“盖人惟一胃而有三脘之分，上脘象天，清气居多，下脘象地，浊气居多，而升降清浊者，全赖胃气为主”；“气之清者，上注于肺，气之浊者，下走于肠间，上升之清，下降之浊，全赖中脘为之运用。”反复强调“脾胃为生化之源，气机升降之枢纽。”在临床辨证和治疗上，常以气机升降学说分析病理机转，作为论治的依据。如在论述痰饮病的病机时说:“痰与饮阻碍气机，升与降失司常度，有时气多升，则上喘，有时气多降，则下肿”；“脾阳虚而浊邪上干则作嗽，肾阴虚而气海少纳则生喘。”提出“治痰先理气，气行则痰消”和“益气煦阳为治痰之本”的论点。在阐述湿热病的病机时说:“肺居上焦，主乎一身之气化，胃居中焦，主乎六腑之总司，宣一身之气化，气化利则蒸腾之湿热自可随气而行，机窍通，则氤氲之积滞，亦可随气而行。”同时，对气机升降失序与疾病预后的关系，亦有论述，如案载:“无形之气不宣，有形之滞不尽，上下阴阳逆乱，左右升降错行”而致“厥疾何瘳，危险如何?”在治疗立法方面，他也独具灼见，曾说:“脾宜升则建，胃宜降则和，东垣大升阳气，其治在脾，仲景急下存津，其治在胃。久胀而泄，脾伤及肾，新泻纳减，脾伤及胃，中脘无砥柱之权，气失和降，下焦失藏聚之机，气欠摄纳”；“阳气通则积滞不为壅阻……膈气利则饮邪不为蟠踞。”如见“清阳少升，浊阴失降”的症状时，常常“专用重培其气，仿东垣升阳益气法”以论治，医案中“鼓舞中气，藉调升降”这些记述，确是屡见不鲜的。在药物的配伍上，也同样注意升降浮沉的协同作用。虽然他经常运用东垣升阳益气法则，但能取其长而补其短，为了防止升阳之剂的温燥劫津，也主张“参入柔药和肝”的办法，在升剂中参用降药，使升而不致于浮越等等。

金氏重视气机升降，学宗内、难，法师仲景，尤其对东垣、丹溪的学说，颇有研究。虽东垣偏重于脾胃，丹溪注重于养阴，但对重视气机升降的观点则颇同。金氏在继承中，有他自己的见解，既不持一家之言，亦不守一孔之见，挈中气机要领，把握升降关键，这也是他学术思想的一个重要特点。

推崇“轻可去实” 方药清灵 重炮制 讲实效

金氏处方用药，推崇“轻可去实”，热病长于时方，清灵圆活，别具匠心。尝谓:“用药非难，贵在变化。”在温病的治疗中，他首用辛凉，继用甘寒，终用咸甘酸，并能根据病情，知常达变，既能掌握原则，又能灵活运用。如温病初期，常用桑菊饮、银翘散加减，药取轻清，以收疏散风热、宣畅肺气之功。在湿温的治疗上，既有芳香化湿、淡渗利湿，又有苦温燥湿、清热孤湿等方法，药亦轻宣可喜。金氏不仅善用清灵之时方，且亦善用古方，如治温病蔡姓一案，病系湿热久积，阻气败营，以致郁毒于中，身热发斑，上有呃忒，下不更衣，病经旬日，其势颇危，金氏毅然立用承气，下后，神清呃止而寐安。在用药时，他还十分重视药物的配伍作用，注意药物性味和升降浮沉的组合。如对中虚木乘，脘痛呕恶的肝胃病人，虽常用旋复代赭汤以平肝和胃镇逆，但也不拘成方，常易生姜为干姜，加强温中之力，使降而不致于沉陷，从而达到清升浊降，气机流行。此外，寒热相佐，刚柔相济之剂也恒相应用，如常用的诸泻心汤，苦辛并用，寒热同取，药物如吴萸拌黄连，干姜拌黄连，肉桂配芩连等，既用苦寒降火，又能寒而不凝，温而不燥。这些方法，虽有师承，也有他自己的经验，临床使用，确有其良好的效果。金氏对成方的应用，绝不是死搬硬套，一成不变。以治痰饮为例，二陈汤是常用的方剂，并以此方为基础，温运脾阳则合苓桂术甘，取辛甘以化阳，健脾以燥湿，使中阳得展，则痰湿自除。而见肺肾不足的痰饮患者，则加当归、熟地，而成金水六君煎以施治，但常去甘草，以防中满碍湿之弊。在阳明实热用白虎汤时，同样也去甘草，其道理亦即在此。仅此一味之去舍，足可看出他用药的严谨。

金氏非常重视药物的炮制，在兼收前人经验的基础上，并有所发展。例如仿新绛意，用红花汁拌丝吐头（土法缫丝时吐去的丝头），以治血瘀胸痛等症；取色赤入心，用猪心血炒丹参；其他如水肿用附子炒泽泻，附子炒米仁而去附子，取其助阳而利气化。如遇患者为血家，忌用桂枝，但调和营卫，又舍桂莫属，遂用桂枝拌炒白芍而去桂用芍，取其气而不用其味。总之，应炒则炒，应制则制，如杏仁，常“去皮尖”，麦冬剖心，麻黄去节，都非常讲究。石膏一味，既有生用，也有煅用，有用冰糖拌石膏，也用尿浸石膏，不拘一格，随宜而用，总以实际效果为唯一标准。此外，他还善于吸收和应用民间单方、验方，如山茶花治鼻衄，荷包草治黄疸等。又如一痢疾患者，先由其弟诊治，屡治不效，后转求先生诊治，原方不变，独加马齿苋一味，服数剂而痊愈。故其用药经验，不仅为同道所折服，即其弟亦敬之若师。这都是他娴熟药性、注重实践、讲求实效、学以致用的结果。

治疗经验选介

治疗温病的经验

温病是由外感温热之邪，而以热象偏重为主要特征的一类疾病。金氏对温病学派探研甚勤，学验俱丰，尤得力于叶氏《临证指南》和喻氏《寓意草》，并有所发挥，而且能结合临床，随宜而用。当年声誉鹊起，名振南北，也是从治疗温病方面打开局面而卓然成家的。

明辨卫气营血　擅长因势利导

温热之邪，始由口鼻吸入，一般多从卫分开始，渐次传入气分、营分、血分，这种由表入里，由浅入深的“顺传”规律，表示了病情由轻而重，由实而虚的传变过程。金氏根据卫气营血的病理生理变化规律及其所反映的证候特点，审证求因，因势利导，从而能取得了比较好的效果。

金氏治疗温病，概括地可分为四个阶段：

1. 第一阶段（相当于病在卫分时）　邪在卫分，症见发热微恶风寒，头痛无汗，或少汗，口微渴，苔薄白或微黄，脉浮数等。金氏认为系风热客表，上扰清窍，卫气开合失司而致。据此，提出了“新感非表不解”的论点，并针对温邪的特性，认为“表中之邪，非辛凉不解”，进一步指出了治疗应以辛凉解表为法。通过发汗，使邪从肌表而解，否则“邪无出路，势必至化为里证。”这些见解，与戴北山“邪热必有着落，方着落在肌表时，非汗则邪无出路”，以及叶天士“在卫汗之可也”的学说是一脉相承的。在立方遣药上，一般选用银翘散加减，如见风热犯肺，鼻塞咳嗽，参以桑菊饮，每加前胡、象贝；头痛较剧，或孩童患者，每加双钩等药，总以“风从表解，热从汗泄”而达邪外出为目的。这与《内经》“体若燔炭，汗出而散”以及“邪风之至，疾如风雨，故善治者治皮毛……”的要旨，也是颇为符合的。对于温燥犯肺，而见干咳而喘，咽燥喉痛，心烦口渴等症状，针对“燥胜则干”的病理特点，虽邪在肺卫，也常采用喻氏清燥救肺汤，“一泄气火之焚燎，一滋阴中之津液”，有时则师其法而易其方，采取泄邪与护阴兼顾之治法。

2. 第二阶段（相当于病在气分时） 气分证是温病过程中关系到疾病的好转与恶化的重要阶段，也是疾病顺逆的转折点。

金氏对气分证的治疗，凡邪热炽盛的实热证，如或津液未伤，或虽伤而未甚者，往往用白虎汤以清阳明之热。盖白虎汤为辛凉清热的重剂，功能解热除烦，生津止渴，方中石膏解肌，清肺胃无形实热；知母滋阴清热，以助石膏之力；甘草、粳米甘润养阴，生津液，护脾胃，方药配伍，精密周到。近人张锡纯氏曾说:“药止四味，而若此相助为理，俾猛悍之剂归于和平，任人放胆用之，以挽回人命于垂危之际，真无尚之良方也。何犹多畏之如虎而不敢轻用哉?”吴鞠通氏认为应用白虎汤，应具有大热、大渴、大汗、脉洪大的四个特征，但金氏并不拘执于“四大”之说，常根据病人体质和证情的不同，灵活化裁。如同时兼有表证未解或阳气不足的，则加桂枝而成桂枝白虎汤以清解热表；如兼有津液耗伤，口渴舌绛，苔干脉大者，则加人参（西洋参）而成人参白虎汤以清热益气；如兼身重胸痞，苔色黄腻等湿热症状的，则加苍术而成苍术白虎汤以清热除湿等等。当出现中焦燥实，烦躁引饮，便秘腹满，谵语狂言等腑实见症时，根据王孟英“邪从气分下行为顺，邪入营分内陷为逆”的论点，以通下降浊为主要治法，曾说:“燥结于下，势必阻清阳之气，气不通，则升降易窒，邪不达，则流行易阻，气郁邪郁，化燥化火”；“下窍不通，上窍愈塞，上流不行，下流不通，中焦胃腑，独受其害，津液升降，愈难敷布，气愈郁则邪愈窒，邪益结则燥益盛，浊阴不降，清气何升?”于是强调“积滞不夺，热亦不衰”，主张通里攻下，以达到攻逐邪热积滞的目的。在选方上，对凉膈散推崇备至，掌握娴熟，常获应手之效，认为该方的作用:“一可涤肠中有形之垢，又可清膈中无形之热，一方皆可兼顾，庶无偏胜之弊。”这与《医方集解》:“此上中二焦泻火药也。热淫于内，治以咸寒，佐以苦甘。故以连翘、黄芩、竹叶、薄荷升散于上，而以大黄、芒硝之猛利推荡其中，使上升下行，而膈自清”的阐述，意义颇同。对于下法的重要性以及下法与病邪进退的关系，论述也颇为详尽，如说:“邪气一日不下夺，正气一日不来复”；“结粪一日不尽行，秽浊一日不廓清”；“通阳明之腑气，润阳明之津液，气通则邪自衰，液润则邪自下。”金氏强调通里攻下，原因即在于此。

金氏应用下法，常根据证情的轻重缓急，对症下药，或急事下夺，或轻剂缓下，或补泻兼施。如治蔡姓一案（详医案选按），第一方用承气汤，第三、四方仍用风化硝、枳实、瓜蒌仁等药，一下再下，终于使这温热重症，转危为安。他提出:“里积多，急下亦可存津”，深得仲景“急下存阴”的要领。但有时也主张缓下，曾说:“惟上窍不通，恐下窍愈塞，稍加攻荡积滞，以冀源清流洁”；“腑不通，蒌杏知母以润之。”这与叶天士“伤寒热邪在里，劫烁津液，下之宜猛；此多湿热内搏，下之宜轻”的论述，有其一定的相承关系。正是如此，大黄比较少用，在用凉膈散时，常去大黄，或加蒌、杏，或小其制，而同样取得了满意的效果。对有些热炽邪实，已见津液燥劫而不宜攻逐结热的患者，则常用增液承气汤加减，这种“水不足以行舟”的病证，设若单纯以苦寒攻下，非但无济于事，反可导致津愈虚而便愈难的后果，故金氏每用

"增水行舟"的方法以滋液润燥，从而达到回复津液，通便泄热的目的。

3. 第三阶段（相当于病在营、血分时） 这是温病进入极期的阶段，临床上往往有邪陷心包、热盛动血、热极生风和虚风内动等危重证候的出现。这时的治疗，对热盛动风的实证，症见高热神昏、痉厥，甚至手足瘈疭的，法以清热熄风，开窍宣闭，方用羚羊钩藤汤，每加金汁、人中黄等味；若肝肾阴液枯燥，虚风内动，而见身形羸瘦，手足蠕动，舌干绛，脉弦细等症候，则用滋阴养血，柔肝熄风，方以三甲复脉汤为主（方中人参每易以西洋参，目的是偏重于养阴生津），若"厥阴阳火内燃，参用桑、菊、丹皮；阳明伏火内炽，加入栀、翘、犀角。"并说："潜阳育阴，用龙骨、牡蛎；补救津液，用洋参、麦冬。"至于温病痉厥动风的原因，前人论述颇多，叶天士明确地指出："温邪内陷，厥阴挟内风上逆，遂变为痉厥。"一般来讲，与心（心包）、肝、肾三经，特别是肝有密切的关系。盖肝为风木之脏，内寄相火，而主筋爪，体柔而用刚，有"将军之官"之称。而温热之邪，其火颇炽，两火相煽，极易导致热极生风，风胜木摇，而见四肢痉厥抽搐的险恶症状。另一方面，温邪直迫心包，所谓"逆传"之变，神明扰乱，轻则惊叫不宁，重则神昏狂言，同时也可兼见痉厥动风的危象。金氏治疗多采用清营、清宫汤化裁，配合紫雪、安宫、牛黄、至宝清心开窍，熄风镇痉。至于邪热迫血妄行，出现动血（如发斑、鼻衄、便血等）症象，则用犀角地黄汤化裁。另外，对气营两燔证的治疗，提出了"清气分藉利气化，泄营热以安营络"；"清营中之伏热，泄气分之郁火"的治法，方用玉女煎、清营汤之类随证加减。

4. 第四阶段（相当于恢复期） 这个阶段，金氏十分重视养阴，特别强调养胃阴的重要性，对喻嘉言所谓"人生天真之气，即胃中之津液"这一论点，体会极深。由于热病之后，津液每多耗伤，而胃是津液之本，所以养阴先宜养胃。金氏认为："四时百病，皆以胃气为本，调治法程，必养胃气为主。"并提出了"病久以胃气为本，治当先养其胃，务使纳谷日增，则气营庶几渐充。"常以甘柔润补之品，药如霍山石斛、西洋参、粉沙参、麦冬、玄参等味，并加糯稻根须、鲜苗叶，以取五谷生生之义。及至病已向愈，身无所苦，惟饮食不思的，也每嘱病家，以火腿或红枣煎粥，注重于食物养胃和善后调养。

以上四个阶段，特别是前三个阶段，并不是截然分割的，界限也绝不是那么明显，因为疾病的证候比较复杂，有主症，也有兼症，有时还有夹杂症，而且卫气营血之间，症状也往往交错出现，或卫气互见，或营血并存，临诊时未可拘于定型成方。因此，金氏用药也不是成方照搬，而总是根据病人的体质、证候的主次，病邪的进退，有是证即用是药，处方遣药，灵动活泼，这些都是值得我们师法的。

温病最易伤阴　贵在护养津液

温为阳邪，易伤津液，而津液之存亡，往往决定病情之转归和预后之善恶。因此，护养津液是温病治疗过程中的一个重要法则。金氏认为，仲景治阳明腑实，用急下存阴，治太阳中风，但求榖榖微汗，这都是为了避免津液的耗伤，防止病邪进一步深入。因为津液是维持人体正常生理活动的物质基础，是血和汗的主要成分，它们之间的关系如水乳交融，不可分割，所以《内经》有"夺血者无汗，夺汗者无血"之说，一旦津液耗伤，势必影响营卫的通畅和气血的流行，特别是在温病热盛，灼津烁液的过程中，就显得更加重要。故叶天士提出"救阴不在血，而在津与汗"的学术见解。金氏根据这些理论，十分强调保津存液的重要意义，尤其是在温病入营、入血或恢复阶段，更为重视。他再三指出："凡热病以津液为材料，立方以甘寒为扼要，俾津液复得一分，则热邪退得一分”；“气伤津耗，阴伤液枯，故立方存津液为第一”；“大凡热病之后，须宜注重津液，津液复，则余热自清”，并反复强调“恢复一分之津液，即所以保持一分之生机”；否则“津液愈耗，风阳愈动……舍保津液外，别无方法可采。”在治疗上提出“凉润为燥热一定之治法”，主用甘寒生津和咸寒养阴二大措施，前者多用于养肺胃之津液，后者则用于滋填肝肾之真阴。如对邪在卫气，或营分阶段，津液受伤者，大多采用清燥救肺、增液、白虎加人参、玉女煎诸方，以甘寒生津为主；邪在血分，特别当下焦真阴耗损时，每以三甲复脉汤加减，以咸寒滋填为主，这是他应用滋阴养液法的一般规律。

把握邪正虚实　善于判断预后

金氏在治疗温病的整个过程中，特别注意扶正与祛邪的辨证关系，十分重视“调阴阳之偏胜”。因为疾病在人体的基本矛盾，是邪与正的相互斗争，而斗争的结果，可以有两种截然不同的转归，一是正气旺盛，驱邪外出，或消之于内，不产生临床症状；一是正气虚弱，不能抗御和战胜外邪，导致疾病的发生，在正不胜邪的情况下，使病邪乘虚而入，造成疾病的加深。因此，及早地、适时地调整机体生理、病理的偏胜，达到相对的平衡以恢复健康，这是一个关键性的问题，这方面，金氏的医案中是颇有发挥的。他曾辨证地指出：“祛邪即所以扶正，扶正即可以祛邪”。在应用补、泻方法时，权衡邪正双方的情况，慎防偏端而产生弊害，如案载：“气津阴液，皆为戕伤，风阳痰火，自见剧烈，最关系者，力有不逮，内涸外脱，预宜防微，养正则碍邪，清邪则碍正，调治为难，已见一斑，仿喻氏清燥救肺，使正气不为清而致虚，邪气不为补而树帜”；“津液与痰火相搏，正气与邪火相结，为日已多，势不两立，火炎如此，非壮水不能制其火，非涤邪不能安其正。”

对于疾病的预后，也往往依据邪正关系的变化，阴阳虚实的更移，加以推断，如案述："肝风蒙蔽，或可无虞，正虚邪盛，是为吃紧"；"有限之津液益病益虚，无穷之痰火愈聚愈多，正值虚而挟实，何所恃而无恐?"；"风阳煽动，发现已久，阴液炽耗，显露亦久，如再寒热接踵，难免阴阳离脱"等等。举凡这些，不仅说明了他对邪正关系的高度重视，而且通过精细的观察，综合的分析，能够对疾病的预后，作出比较正确的判断。如他的大弟子羊绳祖，患温病，寒热往来，适先生远道出诊不在，迨数日后回家，即去诊视，按脉察色，力劝绳祖回家，并暗嘱船工，摇船务稳，行程务快，否则恐有不测。他说：脉已散乱，正气不支，危险在即，迟恐不及到家。后来果如其言。这些例子，群众中流传不少。这也是他长期实践经验的积累，与危言耸听和故弄玄虚的所谓"神医"，是不可相提并论的。

疏方简炼精当　用药轻灵圆活

金氏在温病的用药上，可以说是随手拈来，切中病情，这与他的辨证精细，娴熟药性是分不开的。从大量的医案中，我们发现他往往在平凡中见奇效，在变化中见功力。有时大刀阔斧，如破关的猛将，有时甘淡轻灵，若水月双清。在他的方药中，既有刚柔相济，也有动静结合，有时补泻兼施，有时寒热并投，灵活变化，如珠走盘，尤以轻灵见长。我们曾对 200 例温病医案中的 266 张处方进行了统计，从中初步可以看出他在方药应用上的一些规律。

温病初起，用银翘散最多，每加桑叶、菊花。中期以白虎汤最多，并以此方为基础，或加西洋参以益气生津，或佐银花、连翘以清气泄热，继用凉膈散清热存津。对于阳明腑实，用大承气汤，每加蒌、杏，而去大黄。秋燥津伤，用清燥救肺汤。暑温之偏于湿重的，初用藿朴夏苓汤和菖蒲郁金汤，继用黄连香薷饮或清暑益气汤，并常加佩兰、藿香以化浊。当病入后期，“清营汤、犀角地黄汤、羚羊钩藤汤、复脉汤随证选用。肺有痰热，常加知母、贝母；胃有痰浊，每用竹沥、瓜蒌；肝中风热，常加桑叶、菊花和钩藤；肝阳动风，三甲加减使用，同时每用蝎尾以增强镇痉之力；痰迷心窍的，或加胆星、天竺黄，或佐菖蒲、猴枣散；热极动风的，用犀角、羚羊角、金汁、人中黄；热极动血的，加鲜生地、大青叶、山茶花、白茅根；痰出不爽，参入橘红、竹茹；大便秘结佐以蒌仁、杏仁；祛风加桂枝、野桑枝；利络用橘络、丝瓜络；育阴潜阳，用牡蛎、石决明；补津救液，取麦冬、西洋参。在养胃阴方面，石斛的应用比较普遍，而且范围也较为广泛，有时较早即用，虽有湿也在所不顾，这与他一贯主张养津存液的观点，似有一定的关系。其他如糯稻根须、沙参、麦冬、鲜稻苗叶也较多用。至于安宫牛黄丸、至宝丹、紫雪丹这类成药的应用，将在湿温病的治疗中叙述，这里从略。

附：治疗湿温的经验

湿温是温病中常见的一种疾病，其病因为感受湿热之邪，并以湿热相交，身热不扬，身重胸痞，渴不引饮，苔腻，脉象濡缓为主要临床特征。特别是在我国东南沿海地区，发病较广。故叶天士有:“吾吴湿邪害人最广”之说。江浙一带，正是金氏长期从事医疗活动的地方，所以对湿温的诊治，亦积累了丰富的经验，阐述非常精辟。在病因上曾说:“时在湿令，所感之气，名曰湿也；湿属有质，伤其清气，气郁化火，名曰温也”。在病机上则说:“大凡湿邪化热，谓之湿温，湿邪蔓延三焦，充斥营卫，外不得汗，内不得下，蒸腾之热，灼津伤液，多烦少寐，有痰无咳”；“湿为有形之浊邪，最能阻于气分，气郁邪郁，渐从热化，热炽蒸蒸，蔓延欠解，外攘酿痞，内扰酿痰”；“湿为重浊之邪，最易害及肌肉，阻碍气血流行之所。”并说：“暑邪无形而居外，湿邪有形而居内，上下内外之间，邪相搏击，内则邪郁而酿痰，外则邪泄而酝疹”；“湿温为病，变幻不一，出于阳，有汗而不衰；入于阴，有下而不解，氤氲中焦，蒙闭气分……最虑者，湿热迷蒙不定，酝酿疹痞，不得不防”。对湿的属性也指出了：“湿为粘腻之邪，固属纠缠”和“湿有粘腻之性，最难骤然廓清”。由于湿性重浊而属阴邪，所以其来也渐，其去也迟，在治疗上既非寒邪之一汗可散，亦非温热之一凉可解，而金氏对该病治疗，总的见解是“论其湿之重浊，原非一汗可解，热多湿少，主治不得不用清凉；湿胜于热，药当芳香以苏气，淡渗以宣湿，其中尚有余波，略佐清化其热，庶免顾此失彼之虑。”对该病的偏热偏湿，以及先后主次之间的辨证施治，作出了概括性的描述，言简意赅，有一定的指导意义。

归纳其具体治法如下：

初病邪在表卫，阳气为湿所遏，故常有恶寒头痛的感觉，由于湿郁在里，所以同时也可兼有胸脘痞闷，苔白不渴，身重体痛，身热不扬的症状，这时常以藿香正气散、香薷饮加减应用，以达到宣化表湿，兼渗里湿的目的。

卫分不解，转入气分。湿温稽留在气分的时间较长，变证亦多，由于湿性淹滞，缠绵难解，氤氲中焦，留恋不撤，所以古人有“剥蕉抽茧，层出不穷”的比喻，如因湿郁热伏，窒碍气机流行，治湿时，佐以理气苏气，用三仁汤及诸泻心汤，从而使中焦湿热之邪，内泄外达。当出现胃热熏蒸，阳明气盛而致热重于湿的症状时，应引起高度的重视，如果治不得法，极易造成阳明里结，伤津劫液以致神昏痉厥的变证，这时治疗以清热为主，化湿为辅，常用辛开苦降或苦寒泄热，如王氏连朴饮、苍术白虎汤等，每加芦根、滑石之类。他说：“热自湿中而来，仍以石膏清降，先清其热，使孤其湿。”这个“孤其湿”的论点，虽不能说是他的创见，但有他独自的发挥。因为湿温是湿热相交为患的一种疾病，湿与热两者之间，相依为伍，湿滞难解，但不管偏热偏湿，它的转归是热化，所以抓住“先清其热”，是完全必要的。然后在孤湿无恃的情况下，兼治其湿，这样可以达到湿热分离，分而治之的目的。叶天士曾有:“或透风于热外，或渗湿于热下，不与热相搏，势必孤矣”的论述，但这只是说明渗湿于热下的治法以及它的重要作用，其目的是避免湿热搏结，而使邪势孤立，从而解除病邪。这与金氏所说，从治疗目的上来讲，二者完全相同，但就其明确地提出“孤湿”这个论点，并作为一个单独的治疗方法，是有其积极的意义的。而对于湿重于热的，由于浊邪久踞，脾运受困，不能运化湿邪，也易导致腹满、便泄、黄疸、便血等其他病症。在这种热蕴湿中，湿闭其热的时候，治湿就显得特别的重要，这时以化湿为主，清热为辅，方如藿朴夏苓汤、三仁汤等。至于湿热并重，如见身热烦闷，肢倦神烦，有汗而热不解，便秘溲赤，舌苔黄腻等症状，则用甘露消毒丹以清热化湿。由于“湿为重浊之邪，最易阻碍气血流行”，以致“升降为之逆乱，气机为之窒阻”，所以对升清降浊和通下之法，颇为重视，曾说:“为今之计，当分清浊为上策，调行腑道为辅佐，务使清者升，浊者降。”并说:“夏令时序，湿邪蕴蓄募原，湿阻蒸热，壮热不衰，治当通降胃府，务使胃为下行，则大便自通，而伏火易熄，此为釜底抽薪之义也。”同时还指出了:“气化利，蒸腾之湿热自可随气而行；机关通，则氤氲之积滞亦可随而下之”。方用凉膈散化裁，每加蒌、杏之类。由于湿郁易于酿痰，此时常可出现痰湿胶柱，痰浊内阻，以致清阳被蒙的症状，金氏有鉴于此，也曾提出:“湿邪从阴而酿痰，痰阻气分……痰为粘腻之物，犹易阻害清阳。”并说:“湿蒙清阳，内则脘满呕恶，外则四肢厥冷，自汗溱溱，脉象沉滞。”而且特别指出:“神朦嗜寐，是湿浊之蒙蔽，即是内闭；汗出如雨，是浮阳之泄越，即就外脱”，可见其辨证精细之一斑。

对于湿蒙清窍而致内闭外脱的治疗，提出了“急当芳香宣浊，以开蒙闭”的救急主张，药用菖蒲郁金汤等剂，“透热转气”，因势利导，从而使很多危急病人，化险为夷，转危为安。

当湿邪化热化燥，迫入营血，出现高热、神昏谵语、斑疹互见，甚至肝风内动、手足瘈疭等险恶症状时，常用清营汤、或犀角地黄汤等剂，并加龙齿、牡蛎等介类以潜阳，羚羊角、蝎尾以镇痉。若见神昏糊语，舌质红绛的，常加安宫牛黄以清热开窍；对高热，烦躁不安，手足乱舞而兼痉的，则加紫雪丹以清热解毒镇痉；而对神朦嗜寐，舌苔虽赤，仍有垢浊而腻的，则用至宝丹清热化痰开窍。于此同时，金氏还十分注重保津存液这一要点，如案中“法当甘凉存津养液，参用介类潜阳熄风”；“育阴存津，一定成法，潜阳熄风，当不可少”等叙述，是屡见不鲜的。

此外，金氏在湿温的治疗中，对脾胃功能极为重视。盖胃为水谷之海，脾为湿土之脏，故湿温之邪，最易侵犯脾胃，薛生白曾说:“湿热病属阳明太阴经者居多，中气实则病在阳明，中气虚则病在太阴。”叶天士则说:“在阳旺之躯，胃湿恒多，在阴盛之体，脾湿亦不少，然其化热则一”。对于脾虚生湿的，金氏强调健脾燥湿，胃气不足的主张健脾醒胃，曾说:“胃主藏纳，而主降通，胃气窒则水谷聚湿而酿痰”；“热从阴来，原非寒凉可解，湿从内生，亦非香燥可去，必当先醒其胃，希冀胃气得展，则真元自可充复，而阴液亦可滋长，即前人所谓‘人之气阴，依胃为养也’”。再则，在湿温治疗过程中，他反对发汗太过，曾说:“夫汗乃人之阴液所化，汗出既多，则真阴何堪支持，而津液亦难上供”；“汗为心之液，多汗则心虚，阳为神之灵，阳亢则神耗”。并一再指出:“汗多愈易伤液，痉厥善于发生”，以及“湿温多汗，最虑生波”；“湿家不宜过汗，汗之则变痉”等，这些见解，都有它一定的科学性，应该很好地加以研究。

治疗虚损的经验

“虚损”又称“虚劳”，是泛指内脏亏损，元气虚弱而致的多种慢性消耗性病证。金氏宗前贤之说，认为“虚久不复为之损，损久不复为之劳”，明确指出虚、损、劳三者的发展过程和相互关系，也是分别病情轻重的主要标志。金氏对虚损的辨证和治疗积有丰富的经验，现就其有关医案，分析归纳如下：

金氏治疗虚损的学术渊源

历代医籍对虚损的论述甚多，金氏勤求古训，博采诸家之长，把前人的理论知识和学术经验，与自己的临床实践紧密结合起来，能师古不泥，自出机杼。特别对《内经》、《难经》有关记述，奉为圭臬。如根据《内经》“阴胜则阳病，阳胜则阴病”；“阳虚则外寒，阴虚则内热”；“阴平阳秘，精神乃治，阴阳离决，精神乃绝”等理论，对于虚损的成因，认为是由于“病变日久，阴阳造偏”的结果，常以阴阳的互根关系和消长变化，作为分析病机、判断预后的重要依据，如案中载：“阴不恋阳，阳浮则冒热，阳不和阴，阴虚则盗汗”；“阴从下泄，气不生血，形色夭然不泽，精不御神，寐中蠕然而动，阴阳交离，气血交脱，魂魄不安，则奄奄而困厄，岂不岌岌危哉！”在治疗上亦遵《内经》“劳者温之”、“损者益之”和“形不足者，温之以气；精不足者，补之以味”之旨，认为“调治之法，不出此旨范围”。善于运用“从阴引阳，从阳引阴”之法，指出：“阳脱于外，宜阳药中参阴药，从阴以引其阳；阴脱于内，宜阴药中参阳药，从阳以引其阴，使阴阳复返其宅。”且推宗《难经》五损之说，及“损其肺者，益其气，损其心者，调其营卫，损其脾者，调其饮食、适寒温，损其肝者，缓其中，损其肾者，益其精”的治疗原则，以上损、中损、下损作为辨证分类、推测病情转归和预后的重要依据。对《金匮》有关虚劳的论述，尤多取法。诊断上，注意“脉大为劳，极虚亦为劳”之训，如案中载:“肺肾阴虚，咳呛喉痒，右脉数大，谨防男子脉大为劳也。”治疗上，重视温补脾肾，对建中和肾气诸方广为采用，而不墨守成规。

对后世医家诊治虚损的经验，金氏亦能撷采长处，作为借鉴。如应用补益脾胃法，多受东垣学说的启发；应用滋阴清火法，则受丹溪“阳有余，阴不足”理论的影响；应用填精温肾法，常取法于景岳；而清燥救肺方药的运用，又宗喻氏嘉言。特别对叶天士的理虚法则，尤得真传，如治肺阴不足之上损，胃液亏耗之中损，多以甘凉濡润，滋养脾胃气阴立法；治真阴亏乏，精血内夺之下损，常用滋填下焦，通补奇经，用药多取血肉有情之品，师法叶氏而又有发挥。

总观上述，金氏诊治虚损的学术见解，是以《内经》、《难经》的理论为基础，以《金匮》治虚的方法为准则，并吸取东垣、丹溪、景岳、嘉言的长处，更得力于叶天士理虚的论述和方法，结合自己的实践体会，承前启后地丰富了诊治虚损的理论和经验，对今天临床仍有重要的参考价值。

以阴阳气血为纲　以上中下三损为目
辨证提纲挈领

虚损证候虽繁，但总不离乎五脏，而五脏之伤，又不外乎阴阳气血。金氏认为:“血属阴，气属阳”；“阴阳即气血”，虚损的病理，主要是由于“损及气血，劳及阴阳”。所以他对虚损的辨证，从病因病机的分析，到证候的分类等，均以阴阳气血为纲，以区别病位之浅深，病情之轻重，并以阴阳互根、气血同源的关系，来阐述虚损证发展过程中气虚及血、血虚及气，或阴损及阳、阳损及阴，彼此传变、相互影响的错综复杂的情况。如一虚损案载："营卫偏虚，为寒为热，痰滞中焦，为满为胀，胃纳如废，神力大乏，心悸少寐，耳鸣眩晕，脉象沉弦而弱，左右俱弱"；又一肺痨案载："病愈延而真元虚，起于吐血，营阴先伤，然虚久不复，则阳亦伤也……脉象柔弱不振。"前者虚及气营，病情较为轻浅；后者损及阴阳，病情较为深重，而气血阴阳之相互传变，于此亦可见一斑。

诚然，金氏诊疗虚损，总的说来，是以阴阳气血作为辨证的纲领，但临床仅凭此四者，还不足以说明虚损的具体脏器及其相互联系，未免失之笼统。因为五脏中各有阴、阳、气、血，所以正确的诊断，还须结合脏腑辨证，将虚损的病位落实到具体脏器上，这样，治疗才能法合、方准、药当，做到有的放矢。金氏有鉴于此，秉承《难经》五损之说，以上、中、下三损证候为目，使虚损的辨证更为细致、确切，同时又吸取刘完素"损自上而下……过于胃则不可治，……损自下而上……过于脾则不可治"，作为推测病变之发展趋向和判断预后之主要标志。在金氏虚损案中，有关上损、中损、下损的记述，如"损及三焦"，"上损及中"，"下损及于胃""上下交损及于中焦"等等，是不胜枚举的。

总之，金氏对虚损的辨证，以阴阳气血为纲，以上、中、下三损证候为目，如是则提纲挈领，鉴别自易。

理虚措施和方药运用

虚损证既有阴虚、阳虚、气虚、血虚之不同，更有上、中，下三损之异，因此治疗方法，亦是多种多样的。金氏遵"虚则补之"、"损者益之"、"劳者温之"之大法，在理虚措施和方药运用上，较之前人有不少发挥和独到的经验。

1. 主张节劳静养，反对专恃药物 鉴于虚损证多由七情内伤，五志过极，操持劳倦，房欲过度等耗损元气所致，所以金氏根据《内经》"恬惔虚无，真气从之，精神内守，病安从来”的理论，对本病的治疗，强调节劳静养（包括节饮食，慎起居，不妄作劳，慎戒房室等）。如一劳嗽案载：“饮食宜节，外感宜慎，再加静养勿劳，可冀渐臻康泰。”反之，若不注意及此，会加重病情，甚至引起不良后果。如一劳损案载：“情病衰志多郁，生色更为不易。”同时还提出药疗为辅，反对徒守药饵，认为药物大多是草根树皮之类，于虚损之证，“无情之草木焉能有济”，再三告诫“草木功微，诚恐难图”，须以节劳静养为上策。这种不单纯使病人处于接受药物治疗的被动地位，而是强调通过节劳静养，积极发挥病人的主观能动作用，增强机体的抗病能力，即所谓机体的自然疗能，从而达到阴平阳秘，治愈疾病的目的，即使从今天的医学观点来看，也是符合慢性消耗性疾病的治疗原则的。

2. 重视季节，因时制宜 虚损患者，由于体内阴阳偏倾，元气虚弱，对自然环境的适应和调节能力往往减退，常因季节的更移，气候的改变，病情亦随之变化，叶天士说：“交节病变，总属虚证”，即是斯意。金氏诊治虚损，遵《内经》“必先岁气，无伐天和”之旨，很重视时令节气对病情的影响，“因时制宜”的制订相应的防治措施。如对虚损咯血（木火刑金引起者），恐春令木火用事，金被木扣，旧恙复萌，常先用清金柔木之法，为未雨绸缪之计；肺痨咳呛，“届当暑火司令，肺金最畏火刑，姑拟潜火养金，务使金气得肃，咳呛庶缓，俟诸秋凉，再图滋补”。凡此，都是结合时令的变化，为防止病情发展，从而作出相应的治疗方法。这种“因时制宜”的治疗原则，符合祖国医学的整体观念，很有科学道理，值得效法。

3. 重视调补脾肾，安奠先天后天 人体脏腑气血来源于先天，滋生给养于后天，故金氏诊治虚损，很重视脾肾。如说；“五脏之根本脾也肾也，而五脏之枝叶心也肺也”，“根本一拨，则枝叶未有不凋者也。”在病情观察上，注意脾肾功能变化所反应的证候，如案载："病久必究寝食，所谓得谷则昌，失谷则亡。今纳谷仍未增加，生气从何而振，真阴从何而复，岂不危哉!""脾为坤土，发育万物，一经脾伤便溏，不独肺金无以资生，抑且诸脏无以禀气，脾虚又不能灌溉其津……，日进式微，水谷精华不足以上供涵肺之用，气津日枯，阴液日竭，肺金岂不焚燎哉!"此类虚损，均以纳差、便溏之脾虚证候，作为判断预后的主要标志。正因为脾肾与虚损证的转归、预后关系重大，所以调补脾肾，特别是建中益气为治疗本病的关键所在。金氏指出："惟治脾者有一举而兼备三善：一者脾气旺如天青日朗而龙雷潜伏；一者脾气旺则游溢精气而上供于肺；一者脾气旺而水谷精微以复生不竭之血。"对中损，或"上损及中"，"下损及胃"，"上下交损及于中焦"的病证，培补脾胃，尤为要务。在应用养阴药时，亦注意不碍脾胃，常伍谷芽、橘皮之类，使之滋而不腻，补而不滞。至于补肾之法，一则填补下元而治下损；一则滋阴壮水，"潜龙雷之火，借保金脏"，以治上下交损；一则"益火生土，借此鼓舞中焦"，以治中下交损。在方药运用上，补脾气仿建中之法，或师其法而异其方，常用方剂有黄芪建中汤、参苓白术散、补中益气汤、四君、六君子汤之类，药如党参（病重者用别直参）、白术、茯苓、黄芪、怀山药、橘红、仙半夏、扁豆、莲肉、炙甘草、南枣等。养胃阴（液）宗叶氏"阳明阳土；得阴自安"，"胃喜柔润"之说，喜用甘凉濡润之品，常用方剂有金匮麦门冬汤、沙参麦冬汤之类，药如西洋参、北沙参、麦冬、石斛、玉竹、玄参、扁豆、糯稻根须等。温肾阳多取法仲景、景岳，常用方剂有金匮肾气、右归饮之类；若命火衰微而见泄泻者，则用四神丸化裁，用药偏于温柔，如菟丝子、苁蓉、巴戟、五味子、鹿角、补骨脂、杜仲、潼蒺藜等，而肉桂、附子间亦用之。滋肾阴多效仿叶天士，善用咸润和血肉有情之品，不拘成方，若阴虚阳亢者多入介类以镇潜，谓"滋真阴不足宜咸味，潜浮阳有余宜介类"，药如生地、怀牛膝、女贞子、萸肉、淮山药、玄参、杞子、麦冬、白芍、阿胶、鳖甲、龟板、牡蛎、龙骨等。

值得指出，金氏运用补肾法，在方药配伍上，遵景岳"善补阳者，必于阴中求阳，则阳得阴助而生化无穷；善补阴者，必于阳中求阴，则阴得阳升而泉源不竭"的理论，正确地掌握了"从阳引阴，从阴引阳"的治疗原则，常于温阳中寓以阴药，滋阴中寓以阳药，刚柔相济，阴阳相须，庶无偏胜之弊，此即金氏"久病阴阳渐损，补正扶元，宜用其平"之意。

4．强调滋阴清火，养金柔木　虚损证中之肺痨，多因阴虚火亢，肺金受伤所致，尤其是"损症之咳血，总不越乎阳亢火炽"，所以"火"是致病的重要原因，而此火从何而来？金氏指出："惟五行中火能克金，肺属金，金生水，肺病经久，势必及肾，肾水不充，肝木失涵，肾中之龙火易升，肝中之相火易胜，此肺受伤之源，而为损症之萌蘖也。"可见此火乃肝肾龙雷之火。盖因下焦肾水亏损，阴不潜阳，虚阳升腾而致。此火一动，上刑肺金，则肺失清肃，是以咳呛、气喘、咽干、声嘶所由作也；甚则肺络损伤，而见痰红、咯血。此类证情，金氏按王太仆"壮水之主，以制阳光"之意，主张"滋养肺肾之阴，借潜龙雷之火"，不用寒凉直折，每从滋阴清火，养金柔木立法，药用北沙参（或西洋参）、生地、玄参、百合、川贝、麦冬、冬虫夏草、毛燕之类以养金保肺；白芍、丹皮、石决明、知母、女贞子、桑叶、黑山栀之属以清火柔木；若咯血者，黛蛤散、竹茹、怀牛膝、秋石恒多用之，间亦用知柏地黄汤加减以滋阴降火而安肺金。若肺痨而现骨蒸潮热者，则于滋肺阴药中，配银柴胡、鳖甲、丹皮、秦艽、青蒿之类以除蒸退热。

5．扶正不遗邪，祛邪不伤正　虚损的治疗，虽离不开补虚，但由于虚实往往夹杂，如阴虚而兼痰热，阳虚而兼水饮，血虚而挟瘀滞，气虚而挟外感等，所以单纯补虚，常不适应。金氏能区别标本缓急，注意扶正不遗邪，祛邪不伤正。如治一虚损咯血，诊为“阴虚内湿滞胃”，治于滋阴降火中，佐佩兰、谷芽以化湿醒胃。又如一“气虚夹痰”案，方用黄芪建中的同时，合二陈以化痰祛湿，标本兼顾。至于虚损而挟外感，虽遵“急则治标”原则，法当祛邪为先，但又不忘正气之虚，凡汗、下峻剂，慎勿轻投，或于祛邪药中，配合少量扶正药，使邪去而正不伤。

此外，金氏对“营卫偏虚”之虚损证，见症为寒为热，自汗、脉柔弱，恒用桂枝汤、玉屏风散化裁以“和补营卫”，合经方、时方于一炉，于法可谓密矣。

诊断上的几点经验

金氏对虚损证的诊断，详究病史，注意四诊合参，其中诊尺肤、察咽喉，尤有独到之处。临诊常用手按摸一下病人的手掌心和肘臂部，借以了解皮肤的燥润、肌肉的瘦削和骨蒸潮热的程度。对咽喉（包括悬雍垂）的观察更为细致，认为咽干喉燥，或“咽喉红筋蔓延”，多属阴虚火旺；“蒂丁（悬雍垂）红”，或“蒂丁之下起泡”，或“蒂丁下垂”，亦为阴虚火旺之象。盖咽喉为肺胃之门户，足少阴肾脉循喉咙，通过观察咽喉部位色泽、形态、润燥变化，对于虚损证，特别是肺痨的辨证，确有一定的参考价值。

综上所述，金氏诊治虚损，学有渊源，辨证以阴阳气血为纲，以上、中、下三损证候为目；治疗重视调补脾肾、滋阴清火，养金柔木等法，并注意时令季节，随宜而施，强调节劳静养，反对单纯依赖药物；诊断上对诊尺肤，察咽喉，有其独到的经验，这些都是值得我们学习和借鉴的。

治疗痰饮的经验

《金匮》分痰饮为痰饮、悬饮、溢饮、支饮四种，涉及病症较广。近世所说的痰饮病，一般是指痰饮咳嗽而言，相当于现代医学的慢性气管炎，特别是老年慢性气管炎一类病症。本篇探讨的痰饮即属后者。

阐发病因　探本求源

金氏认为，痰饮的形成，主要由于脾肾阳虚所致，所谓"痰饮之根起于脾肾阳虚"是也。案中常以"中下脾肾阳虚"，"清阳不振"，"中馁阳弱"，"气虚脾弱"等来论证痰饮的病因。脾肾阳虚何以而为痰饮？这与脾肾两脏的生理功能有密切的关系。盖脾主健运，肾主水液，必赖阳气的温煦和蒸化，水湿始能运化渗利而无停滞之害。若脾肾阳虚，功能失其常度，水湿留滞，水化为饮，湿凝成痰，由是痰饮作矣。金氏对此阐发详尽，如说："脾不化湿，湿胜为痰；肾不藏水，水泛为饮"。"痰之生也本于湿，湿之生也由乎脾。总之脾家转运失健，以致水谷积湿酿痰。"又说："肾为胃关，……肾不司胃，水谷之液留蓄中焦，从阴化饮，从阳化痰。"分析病机，可谓探本求源，要言不烦。

金氏还指出："痰与饮异名而同类也，总由中下脾肾阳亏，水谷积累为湿，留于胸中，蒸于阳为痰，凝于阴成饮。"亦即"从阴化饮，从阳化痰"之意。这与《临证指南医案》所载的"痰与饮虽为同类，而实有阴阳之别"，同为一理。所谓"从阴"、"从阳"，是指痰与饮在成因上同中有异。如上所述，痰饮为水湿所化，从本质上来说，两者都是阳虚阴盛的病理产物。但由于患者体质，感邪性质诸因素的影响，水湿在化生痰饮过程中可有不同的结果。若其人肺素有热，或兼感阳邪，水湿可从阳化热而为痰；反之，若其人肺胃虚寒，或兼感阴邪，则水湿从阴化寒而为饮。证之临床，饮者清稀，多属标本俱寒；痰者稠粘，常为本寒标热。当然从阴、从阳是相对的，寒热可以更移，痰与饮自可相互转化。

综上观之，金氏所谓"从阴化饮、从阳化痰"的理论，是沿用叶氏之说而又有发挥。

此外，金氏尝谓："脾虚生外饮，肾虚生内饮"，"外饮属脾，内饮属肾"，将饮证分外饮、内饮两种类型，分别归咎于脾、肾功能失调。这种观点，实导源于《金匮》，更受叶天士的启发。仲景立大小青龙、苓桂术甘、肾气等汤诸法，而叶氏又取仲景之苓桂术甘汤、外台茯苓饮、肾气丸、真武汤，以为内饮、外饮之治。金氏继承前人的学术观点，强调饮分内外，以区别病位之浅深和病情之轻重，作为立法处方的依据，这对痰饮病的辨证和治疗，有一定的指导意义。

抓住主症咳喘痰　辨证深得要领

痰饮为患，病程持久，症状多端，变化莫测，且每多兼挟它症，临床若不抓住其主要症状，辨证往往失其要领。金氏有鉴于此，紧紧抓住咳、嗽、喘及痰四种主症，作为辨证之关键。

金氏谓："人身呼吸之气，全赖肺肾之收摄有权，则呼之于根，吸之于蒂，庶无气逆而生痰。肺肾收摄失司，呼吸易于窒碍，或为咳逆；脾胃鼓动失司，升降善于阻遏，或为嗽痰"。明确指出了咳、嗽、痰、喘是痰饮病的主要临床表现，其病变有在肺、在脾、在肾之不同，提示临床务必抓住主症，探求病理癥结之所在。

1．辨咳与嗽　金氏认为咳与嗽大相悬殊，"咳为气逆，嗽为痰多，咳出于肺，嗽生于脾。肺气逆，咳呛愈升愈剧，脾有湿，痰浊益聚益多。"又说："咳嗽二字，大有各殊，咳由肺出，谓之上燥，嗽从脾出，谓之中湿，无痰为咳，有痰为嗽。”指出了咳之与嗽，症状既殊，病位亦异，这对临床准确地辨证和合理用药，不无补益，但又不能机械地去看待。因为“痰生于脾，贮于肺”，纵但嗽不咳，肺脏亦未必不受其累，何况痰饮病过程中咳与嗽每多兼见，两者未便截然分割，所以我们应灵活地理解金氏上述观点。

2. 辨喘 金氏案语中对喘的辨证尤为细致，指出喘有虚实之分，实喘属肺，虚喘属肾，如说:“论气喘者，有肺肾虚实之分。肺主出气，肾主纳气，肺气升为实喘，肾气升为虚喘”。然而实喘与虚喘又如何予以区别？他分析说:“气升而多咳属肺气也”；“痰多则肺实”。当知实喘之“实”，为肺之痰阻，壅塞气道，碍于升降，故喘多兼咳；而肾之虚喘，“下元不足，根蒂少固，呼吸欠顺，动辄气逆”，或“多生腰酸背楚”。可见虚喘之“虚”，实为“肾虚气海少纳”，“气不归源”。我们体会，喘之见于痰饮病者，一般以虚喘居多，但有因外感诱发，出现类似“实喘”的症象，形成本虚标实之证，金氏指出:“虚者真虚，实者假实”，洵为经验之谈。至于虚喘、实喘之辨别，当参合舌、脉及其他症状，综合分析。有关这方面的论述，散见于金氏痰饮咳喘诸案中，兹不一一例举。

3. 辨痰 金氏谓:“论痰者，亦有虚实之殊，如风湿阻气酿痰为实痰；肾水冲逆，酿成虚痰。”虚实之辨，重视观察痰之色状性味，如载:“喉中痰声如锯，咯之颇不爽利，粘如胶漆，此痰非虚痰也。”又载:“痰味非咸定非水泛为痰，痰见浓绿却是湿胜之痰”；“痰秽带绿，肺热而兼胃热也”；“痰有腥气，是膈上留饮化热”；“晨起痰沫先浓后薄，定是脾胃湿痰。”凡此都是以痰之性状作为辨证之重要依据，值得参考。

明标本缓急　重气机升降
立法用药切中肯綮

金氏治疗痰饮，标本缓急先后有序，脏腑虚实调治有法，察本末源流，重气机升降，立法用药，各有攸归。爰将有关治痰饮咳喘的案例，加以分析比较，归纳其主要治法如下：

1. 治本重在脾肾，治标立足于肺 鉴于“痰饮之根起于脾肾阳虚”，“痰生于脾而贮于肺”，故金氏治疗痰饮，遵循“治病必求于本”的原则，认为“治肺为标，治脾为本”；“喘急者，治肺为流，治肾为源”。在具体治法上，宗《金匮》“病痰饮者，当以温药和之”之旨，重视温运脾肾，指出：“饮属阴类，非温运扶阳不可”；“有形之饮占据乎中，非辛香何以开之，非甘温何能燥之”。温脾阳多用苓桂术甘合二陈汤为主方，取辛甘以化阳，健脾以燥湿，中阳振作，痰湿自化，即外饮治脾之意。它如理中汤、六君子汤，小建中汤等，亦多选用。常用药物有橘红、茯苓、半夏、干姜、桂枝、党参、甘草等；温肾阳每用真武汤、肾气丸化裁，温煦下焦，以杜痰饮之根。对于肾精内亏，摄纳无权，气不归根引起的喘逆，多取淮牛膝、补骨脂、熟地、胡桃肉、巴戟天、紫石英、五味子、青铅、磁石、蛤蚧、坎炁之属，其中怀牛膝尤为常用，意在填精益肾，纳气归源，所谓“纳下焦之吸气，吸气利则喘息自平”。更妙在用龙骨、牡蛎、鳖甲、龟板之类镇潜摄纳。值得指出，金氏应用温肾药，常配合滋肾之品，于水中补火，使阴阳相济，而无偏亢之弊，肾气“得阳则开”，“得阴则合”，开合自如，水湿得化而痰饮自消，摄纳有权而喘急庶缓。

诚然，金氏治疗痰饮咳喘重视温运之法，但并不摒弃滋润之剂，如用麦门冬汤治肺胃液亏之咳逆；用清燥救肺汤治肺金之燥咳等，有是证即用是药，不固执一端。

痰饮虽由脾肾阳虚而生，主以温药和之，但“肺为贮痰之器，痰多则肺实”。临床确有不少患者本虚而标实，特别当痰饮挟感，或外邪引动内饮情况下，气道为痰所阻，咳逆而痰多，标证十分突出，急则治其标，此即以通为补之法。所以金氏治疗痰饮，亦善于治肺，谓“顺上焦之呼气，呼气利则痰饮自化。”究其治肺之法，如对体虚邪实，“痰饮壅阻肺金”，暂用开降，以二陈加瓜蒌皮、桔梗、杏仁、前胡、川贝、旋覆花、枇杷叶之类清宣肃化；对“阴中犹有伏热”，取“清宣其热，兼搜其饮”，每于二陈汤加黛蛤散、竹茹等清肺金之热；对“痰饮蟠聚，肺气失肃，喘促愈发愈剧”，采用《金匮》治支饮之小青龙汤；对肾虚于下、火炎于上，而见咳逆、咽干、脉虚大等症，采用“清上实下”，或“填下清上”，于填精益气之中，佐沙参、麦冬、玄参之类以清润肺金，标本兼顾。至于外感触动内饮，标急于本者，主张治标为先，如一痰饮挟感案云:“痰嗽远年，金水两亏，现挟感邪，咳痰更剧，……先治其感，后顾其本。”理由是:“上焦未获廓清，徒进滋腻之味，反转助痰，是以不必拘拘于虚也，……俟其肺气下降宣利，然后可用滋养真元，兼顾下元，以纳肾气。”金氏明辨标本，权衡缓急，于此可见。

2. 重视气机升降，治痰注意调气 金氏谓:“气与痰相辅而行，气行则痰行，气动则咳逆，气升则嗽痰。”“病之源由饮阻气，病之标由气触饮。”“肺胃之气多升，则痰饮愈不下达，痰饮之邪少降，则气机易有上气。”说明痰饮与气机升降失调在病变过程中往往互为因果，密切相关。正因为这样，金氏治疗痰饮咳喘，善调气机以利升降。如说:“咳从气而作，顺气可安娇脏。”“治咳必先顺气，顺气则咳自宁。”又说:“顺气则痰不留。”而调气之法，尤重调和脾胃之气，指出:“脾宜升则健，胃宜降则和，务使脾胃升降得调，何为湿痰之蟠踞。”“和脾胃升降之气，使升降和不为气滞而生痰。”盖脾胃居中，为气机升降之枢纽，脾胃升降失调，不仅容易积湿生痰，而且可使已成之痰饮，随气逆乱，发为喘咳等症。金氏重视调和脾胃之气，意即在此。观其治法，恒用二陈汤为主方，既有健脾燥湿之功，又能理气调中，以利脾胃升降，如是则气顺痰化，咳喘自缓。它如咳逆之用旋覆花、代赭石、枳壳、沉香、苏子之类，亦取降气以下痰饮。

3．阐扬前贤之说，强调治窠囊之痰 金氏继承并发挥许叔微、李士材、喻嘉言诸说，强调治窠囊之痰（有关“窠囊之说”详后医论选萃），认为“窠囊之痰，如蜂子之穴于房中，如莲子之嵌于蓬内，生长则易，剥落则难。”指出此痰根深蒂固，盘根错节，病情极为顽固，治疗殊非易易。然“治痰不治窠囊之痰，与不治等也。”又说明治窠囊之痰的重要性。至于图治之法，他阐发说：治痰之法，曰驱、曰导、曰涌、曰涤，前人之法，不谓不详。至于窠囊之痰，任行驱、导、涌、涤之药，不惟拒而不纳，反致徒伤他脏。是故非攻击不破，宜用十枣汤以攻逐之，惟汤性趋下，难达其所，今改汤为散，使其布及窠络，直捣其穴，而无伤他脏之虞，并用葶苈以泻肺，佐以潜肝之火以降气，务使左升不致太过，右降得以有权，肺中之痰浊解散下行，从前后二阴而出，窠囊得破，则痰患庶几可图矣。我们体会，所谓“窠囊之痰”，似指病程旷日已久，反复发作，屡治乏效的留饮、伏饮病症而言，形容其症状的顽固性，复杂性。上述临床表现，在慢性气管炎、支气管哮喘等病症中，常可见到。金氏提出的治疗方法，值得借鉴。

综上所述，金氏对痰饮病的病因、病机、辨证和治疗，既继承了前人的经验，又结合自己的实践体会，有新的阐发，特别在治疗上重视调整肺、脾、肾三脏的功能，强调气机升降，注意调气，并主张治窠囊之痰，这些都是他的有得之见和宝贵经验，对临床有一定参考价值。

治疗咯血的经验

在金氏医案中，记载了大量失血症医案，其中有关咯血的病案尤多，反映金氏对咯血一症的治疗颇有经验。现探讨如下：

辨证求因　洞悉原委

金氏从阴阳互根、气血同源的整体观念出发，探求咯血的病因病机，认为人身之气血，名异而实同，皆为脾胃水谷所化生。盖肺主气属卫，心主血属营，气冲和则为血帅，血濡润，则为气守，金氏所谓“气之与血，两相维附，气不维血则散而妄行，血不维气则凝而不流。”人体在正常的生理状态下，五脏协调、气血相随，始无壅决之虞。若七情内郁、六淫无避，气火横逆、五脏内匮，则节宣失度，气血逆乱，失血病患，由此伊始。

1. 诸血由火而升、咯血责之气逆火升　咯血之症，或咳嗽、或不咳嗽，血自肺系而来，从口而出者是也。金氏认为多由气火上逆，阳络损伤而血随上溢而致。如说:“气为血帅，气升血溢”；“气余是火，火升血溢。”盖血为阴物，妄动则为病；气属阳，多升易动，气有余便是火，火性炎上，灼伤肺络，逼血妄行，使血不循经而上溢，此咯血所由来也，故金氏反复强调“诸血由火而升。”

然气有正气，邪气之分，火有内火、外火之别。金氏认为咯血也有内因、外因之异。由外因所致者，常归咎于风、温、暑、湿之邪，如案有“风邪伤肺，阻气作咳，咳伤阳络，痰中带血”；“挟暑日时令之邪，感犯其气，上焦多伤，络不宁静，血犹复来”；“时湿相乘，气机不得调畅，营分安能宁静”。大凡风温暑湿侵袭，既易伤津，又易动血，娇脏遭受侵犯，阳络损伤则血随上溢。其他尚有嗜好烟酒，闪挫损伤等因素，如案载“酒伤肺络，失血复萌”；“香烟伤肺，烧酒伤肝，肺伤气失清肃，发现咳呛，肝伤血失宁静，逆升吐血”；“挫闪伤络失血，气火凌金，气逆作咳”。夫烟酒辛热多火，挫闪阻气伤络，气逆火升，咯血由是而作。

至于内伤咯血，则证出多因，一般以七情过极，五志化火最为常见。试观金氏咯血病案，诸如“情志郁勃，郁而化火”；“积郁动肝火，火升血溢”；“吐血兼见烦躁，此君火炽旺，相火妄动”等论述，屡见不鲜，可见其对七情内伤导致咯血的病机十分重视。

内伤咯血，虽责之火升，而水之不足，又为火旺之根本。金氏指出：“失血之根由于水亏”；“水亏则火旺”。盖人身之水火，本互既济，所谓“水与火相互制”。若水亏不能制心火，则君火炽旺；不涵肝木，则相火妄动，如是二火升腾，刑金犯肺，经血不宁。如案说“阴真不足，阳动有余，火刑肺则为咳呛，火灼营则血沸腾。”再则，阴血之能安于内，皆赖肾阴之涵养，阴不足则阳有余，水不足则火独亢，少火反为壮火，生气反为食气，相火更扰其阴血而致妄行。故金氏强调虚劳咯血之证，“病本肝肾阴亏”，水不制火使然。

火有内外之别，虚实之异，更有阴阳之不同。金氏宗东垣“火与元气不能两立，一胜则一负”之说，认为元气不足，是阴火上越的重要原因。所谓“气火动则阴火亦动”。夫人之元气与阴火本有相互制约的关系，《内经》早有“壮火食气，气食少火。壮火散气，少火生气”的论述，故人之元气不足，阴火就会上乘，反之，元气充沛，阴火自然戢敛而潜降。如阴火上逆，同样也能伤络动血。“阴中之火上升，冲任之气上逆，血海为之沸腾，吐血为之莫遏”。是故金氏反复强调元气虚衰，阴中之火上冒，食气伤络，也是咯血屡发不止的重要病机。

还需指出，金氏对咯血病因病机的分析，更重视气机升降的失司。他指出：“要之人身气机合乎天地自然，一有偏胜，便有错乱。”气机既有错乱，则百病由是而生。咯血的病机，与肝肺两脏的气机升降失调，关系最为密切，如案曰：“肝气司升，日形其速，肺气司降，日形其迟，络道为痹，咯血为沸”。盖人身之气机，肝气从左而主升，肺气从右而主降，一升一降，保持气血上下左右周流不息。若情志郁勃，气机横逆，或木失涵养，肝阳妄动，则肝升太过，势必影响肺降不及，有升无降，气血上壅而溢。故金氏治疗咯血，重视调整脏腑气机，特别是肝肺两脏的升降功能，意即于此。

2. 合四时气候、以辨证求因 人在气交之中，与天地相应，适四时而生，自然环境与四时气候的变化，对人体生理病理有极为密切的关系。金氏有鉴于此，常参合四时节气，作为分析病因病机和病情转归的重要依据，如春为风木司令，肝胆主气，阳气正升，厥阳易逆，故春病咯血，多与肝木萌动，木火刑金有关。如案论:“肝藏血，动则伤肝，春令尤易乘逆，诚恐失血复萌”；“春节肝阳萌动，旧恙失血复发”；“失血之根，每交春分，势必复发，显然肝肾内伤，木火劫伤阳络”。夏令属火，心营主之，阳气方张，气泄阳升，逆夏气则诸阳之病乃生，故金氏认为夏令咯血，多由火热动血为患。如案载“夏旺于火，肺当受刑，旧夏咯血，今夏复萌”；“上夏失血复萌，阳动火升，烦冤懊侬”；“旧夏咯血，今夏复发，肺热作咳，咽干喉燥”。长夏属脾主湿，此时咯血又与脾虚湿乘密切相关。“夏秋相交之际，旧恙失血复萌，时湿相乘，气机不得调畅，营分安能安静”；“脾为阴脏，同气相求，有碍统血之职。”秋属燥金之气，燥火司令，咯血之症，肺阴本虚，“金气已从燥化”，逢秋令燥气加临，肺阴益虚，症情往往随之复发或增剧，故金氏特别强调“上秋失血，系是内伤。”冬令属肾而主水，肾为封藏之脏，冬失所藏，则肾气独沉而虚火上冒，故冬令咯血多与冬不藏精，虚火上炎有关。如案载:“冬阳不潜，阳升火炽，灼伤肺胃，络损血溢”；“今交冬令，阳不潜伏，肝木肆横，营血沸腾，上溢于口，所以失血”。金氏遵循中医的整体观念，结合四时季节的气候变化，对咯血的病因病机进行全面的分析，对其治疗用药也起到重要的指导作用。这些经验是很值得重视和继承的。

详究病害　明断预后

1. 气阴两伤、五脏受损　血为有形之物，为气之母，血去则阴伤，血失则气脱。而咯血往往与咳呛并见，久咳又能伤气，所以金氏认为咯血为患，最易耗伤气阴。如说："平日多嗽，去冬见血，咳与血同时而至，气与阴两受其伤"；"血为阴物，去则阴伤，气逆作咳，咳则气伤"；"无形之元气从咳而耗，有形之阴液从血而伤"。肺主气而司呼吸，咳呛咯血，首伤肺气，肺气一伤，卫分不固，则易受感，诚如金氏所说"卫主于气，营主于阴，气阴俱形不足，遂使营卫造偏"；"营卫藩篱少固，时令之感易乘虚而袭"。咳嗽咯血，不仅损伤肺气，而脾胃宗气也常受害。金氏指出："气逆痰多，脾胃宗气亦有亏耗"，每见"便溏纳钝"等症。夫宗气者，乃脾胃水谷之气与肺之自然清气结合而成，肺气既伤，呼吸不利，则自然清气不足，且土为金母，肺病脾土难免不受其害，宗气由是亦亏。

咯血伤阴，为害更甚，也更为直接，由此而导致五脏营阴俱损，变症丛生。金氏说："血咯过多，肝无涵养"，则伤肝；咯血伤营，心血不足，则"血少养神"，而有"心悸寐艰"，"心跳欠安"；失血时久，势必及肾，导致下焦真阴亏损，"真阴日就其耗，虚阳日渐其炽，兼挟木火上炎，击伤娇脏"，使咯血更剧，形成恶性循环。另外，金氏对妇人虚劳咯血，还重视"奇经八脉咸受其戕"的病理变化。由是观之，金氏对咯血的病理及其危害的认识是极其深刻的，这对积极防治本病更有其现实意义。

2. 吉凶预后、明如指掌　金氏对咯血症的预后，有其独到的经验。常从外感、内伤两方面分析，认为外感引起者，病虽重而预后尚佳，这是因为外感咯血，多由"咳呛甚烈，震动阳络，遂使痰中带血"，故"无足为虞"。证之临床，外感咯血，一般病程较短，病根未深，以实证居多，只要撤其外邪，愈其咳呛，咯血即止。内伤咯血，常见于虚损之证，其病来也渐，病根亦深，多为虚证，或虚实错杂，治非易易。故金氏对内伤咯血的预后十分重视，分析也特别详细。如案载：“吐血根源，已有四、五载之久，今夏积劳动阳，遂使旧根多萌，……除药饵外，务宜加意珍摄是为要务，否则防成损痨，殊难痊安。”此类患者，脏阴匮乏，虚火妄动，且多虚实夹杂，病情久延，根治确实不易。金氏还认为，少年罹患咯血，且屡发不止，不是寻常的疾病。如说：“弱冠之年，屡见失血，便成损怯。”；“年未弱冠，咳逾一年，不早调治，势必迫入损门。”盖少年之体，阴分未充，屡患咳嗽咯血，阴营益亏，以至肝肾阴竭，岂有不病劳瘵之理。金氏对成人咯血伴遗泄者，认为亦非佳兆。如案述：“咳嗽失血，多梦遗泄，肺肾同病，已将成损。”此外，对咯血后出现的一些异常症候，也有明确地判断，如认为咳嗽咯血而伴“呼吸失司，动辄气急”，是因咳伤肺肾，而致“气不归根”，“若不早治，噬脐莫及”；失血后，“虚火仍有上炎，阳火犹有下灼，精动神驰，难保无虞。”更有大出血后，阴竭阳脱，痰火闭阻，出现神识昏蒙，精神恍惚，或四肢厥冷，脉微细乱之症，则“内有闭绝之虞，外有离脱之险，重危至急。”举凡这些，允分说明金氏对咯血的辨证和预后判断，入微入细，明如指掌。

立法有宗　遣药有素

金氏遵循《内经》“诸逆冲上，皆属于火”之旨，将咯血的病机，概责之气逆火升，其治法也宗缪仲淳氏治血三要诀，而更以降气潜火为首务。如案中“咳从气而来，血随火而升，治咳必先顺气，宁血必先降火，顺气可以安娇脏，潜火可以保肺金”；“潜阳以宁血，顺气以缓咳”等，是其谓也。缪氏治吐血，主张降气而不宜降火，其谓气有余便是火，降气即是降火。降火必用苦寒，有败胃伤母气之虞，反使肺金不生。金氏强调顺气潜火，旨在气顺则不逆，顺气也即降气；而潜火或取平肝潜阳，或滋阴降火，或引火归源，与缪氏之法，似异而实同，可谓同出一辙。金氏治咯血的处方，看似平淡无奇，实则稳妥贴切，井然有序，而用药也丝丝入扣，有规律可循。现就其临床常用治法和处方用药分别介绍如下。

1．宣肺理邪，清肃顺气 金氏对外感咯血，主张以理肺驱邪为要务，如案述“风邪伤肺，阻气作咳，咳伤阳络，已见痰血，……当以清肃顺气为要义。”“阴虚咯红，营卫少固，外感凑袭，肺气失肃……治当清降理肺。”盖外感咯血，皆由邪热壅肺，气机阻痹，咳呛震伤阳络而致，金氏采用清肃顺气、清降理肺等法，宣散其邪热，则咳呛痰血自愈。常用轻宣燥热、润肺止咳的桑杏汤加减，药如桑叶、杏仁、川贝、北沙参、前胡、瓜蒌皮、橘红、旋覆花、枇杷叶等。若“挟暑日时令之邪，感犯其气，上焦受伤，络血不宁”，则又佐以“清暑和络”，或“宜乎清暑和络为要策”，于清降理肺剂中酌选益元散、白茅根、鲜石斛、青蒿子、丝瓜络等，随症加减。

2．养阴柔肝，润肺宁络 如上所述，金氏对内伤咯血的辨证，特别强调木火刑金，以及肝肺两脏气机升降功能失调。故其治疗立法也极为注重柔肝以养阴，润肺以宁络，从调整人体气机入手。故谓“潜营之火以柔肝木”；“清气之燥以润肺金”；“肝得潜而无上逆，肺得润而司下降”等，即是他养阴柔肝，润肺宁络法则的具体应用，也是对缪氏治吐血“宜补肝而不宜伐肝”原则的进一步发挥。常用药物如北沙参（或西洋参）、冬虫夏草、毛燕、百合、白芍、黛蛤散、石决明、女贞子、旱莲草、淮牛膝、川贝、麦冬、橘红、降香、旋复花等，其中白芍、黛蛤散、川贝、橘红、淮牛膝应用尤为普遍。若对吸烟伤肺，嗜酒伤肝，“肺伤气失清肃……肝伤血失宁静”的咳呛咯血，则又兼用“泄肝木，清肺金”之法，在柔肝中加以泄肝，如山栀、丹皮，并入葛花以解酒毒；在润肺中加以清肺，如黄芩、白茅根等。特别是对时交秋令的咯血，金氏更咎之金囚木旺，强调“治法不可背谬，祗与因时制宜，先用清肺之燥，参用潜肝之火”，常以喻氏清燥救肺汤出入化裁。

3. 壮水制火，育阴潜阳 金氏根据水火互制的理论，对“水亏则火旺，火旺则气旺”的咯血证，主张“滋真阴之不足，潜浮阳之有余”，即通过壮水制火、育阴潜阳的方法，使“浮阳日见退舍，气火日渐潜静”，则阳络不受其扰，咯血可止。其滋阴潜阳之法，多用三甲复脉汤加减，药取咸寒介类，如龟板、鳖甲、牡蛎、阿胶、玄参、生地、麦冬、淮牛膝、秋石、知母等。特别是对“冬阳不藏”之咯血，恒用此法，填真阴之不足，潜虚阳之不藏，而使阴平阳秘，咯血不复。

4. 固真元之气，降龙雷之火 金氏发挥阴火上越，伤络动血的理论，并进一步阐发了降龙雷之火，固真元之气的治疗法则。所谓“阴火上奔则阴血亦奔……急当潜降龙雷之火，参用固摄真元之气。”对真气不足，阴火上升，而致营血不宁，咯血盈盆者，提出“纳气以摄血”。夫人之元气，本藏于肾，咳嗽咯血，气血大伤，阴阳俱损，真元之气不守而散乱，肾之龙火不藏而游动，气不摄血，火奔血溢，非峻补真元之气不足以摄血，非潜降浮游之火不足以宁血。故常以别直参配龙、牡、淮牛膝、紫石英之类以益气固脱，潜降阴火，加童便以导火下行，此金氏立法之妙，匠心独运也。

5. 甘温建中，培土生金 咯血已久，血去阴伤，阴损及阳，或上损及中，而见阴阳形气俱不足者，金氏宗《内经》“形不足者，温之以气”和“劳者温之”之旨，法以甘温煦养，益气建中。金氏认为，虚劳咯血，肺肾先亏，阴损及阳，则脾胃中气也损，往往虚劳咯血、痰饮咳喘互见，乃“上中脾胃俱形不足，中下脾肾亦形有亏”；或“先天既薄而水亏，后天亦损而土弱”；“土既不能生金，金亦无以生水”，而取“阳生阴长”、“培土生金”之义。此东垣所谓一切血症，经久不愈，每以胃药收功是也。方从四君、六君子汤酌夺，药如党参、黄芪，白术、白芍、淮山药、川贝、橘红、茯苓、冬虫夏草、建莲肉、炙甘草等。

此外，金氏对闪挫损伤咯血，或诸如“血出成块，气有瘀浊”之证，则常用“化瘀止血”，或“祛瘀生新”之法，药如参三七、丹参、丹皮、茜草、藕节等随证参用，此也是对缪氏“宜行血不宜止血”法则的灵活运用。

治疗肝胃病的经验

肝胃病，是指肝木犯胃的一类疾病，历代医家论述甚多。本文所指肝胃病，系指肝胃不和或称肝胃气，凡有胃脘痛兼胁痛，恶心，呕吐，嗳气，食欲不振，泛酸，大便不调，脉弦者，都属此病范畴，也就是脏腑辨证中木克土的一类病证。此类证候，在金氏医案中不乏记载，理、法、方、药的运用有其独到之处。兹探讨如下：

以疏达郁　以通解滞

肝胃病的主要特征是气机阻滞，胃脘作痛。金氏在阐述病机时说:“木邪乘犯胃土，气机不通则痛。”还说:“肝胃气滞，脘腹作痛，土被木侮，肝厥脘痛，痛久入络，胁背引痛”；“痛剧入络，故心背牵引亦痛”。具体地指明了肝胃气滞以胃脘部疼痛为主要症状，而且常可放射到胸胁及腰背，久痛又可入络，所以变证较多，有时反复缠绵。

金氏对肝胃病的治疗，紧紧抓住不通则痛的原则，提出以“通”为主的治疗法则。如说:“胃为腑土，腑病以通为用”；“使肝胃气机得畅，有通则不痛之义”；“务使肝胃气机条达则诸症自缓矣”。这些见解，是遵循:“不通则痛，通则不痛”的要旨，而大都又沿用了叶天士的学术观点。叶氏有“通则不痛，通字须究气血阴阳”之说，金氏对此阐发亦详，曾说：“当先疏木以舒络，和胃以通腑，务使络壑流通，腑气宣畅，庶有通则不痛之义”。并说：“疏肝之郁，宣胃之滞，……俾得肝胃和，气络通则痛自止”，把这一原则，落实到具体的脏腑上，加以辨证施治，提出了治疗肝胃气滞应从舒肝和胃，以通为主的方法。用药方面，疏肝如金铃子、延胡索、郁金、青皮、绿萼梅之类；和胃如川朴、陈皮、木香等；偏寒的加吴萸、干姜；偏热的佐黄连、山栀。鉴于肝胃病大多是本虚标实，因虚致实，所以在体察虚实后，或扶正中祛邪，或邪祛后扶正，总以邪去而正不伤为要则。特别是对叶氏“胃宜润则降”的学术观点，颇多宗奉，认为胃阴虚而致土虚木贼者，“治宜甘凉濡养阴液，参入介类，以潜其阳；如气机仍有窒滞者，少佐辛润利气”。甘凉如石斛、麦冬、洋参、沙参；介类如鳖甲、牡蛎、龙齿；利气如佛手、橘红。若因肝阴虚者，治宜“养血以润木，调气以除痛”，强调“欲调肝木，必滋其营，因肝木赖血以濡养，俾得营液灌溉，何木郁之有哉？”养血如当归、白芍、丹参；调气如香附、青皮、郁金。若中阳不振，“当以温运理中，佐以辛香宣络，且肝得辛香，亦有泄肝之一功”，方用建中、理中汤之类。但他又指出：“营阴素弱，未便专用温运，须佐阴药”，故往往用白芍炒瑶桂，归身炒小茴，柔以制刚。对气入络道，“宜辛香以通之”；对“痰流络道”，用瓦楞、贝母、旋复以搜之；若久痛入络而成气滞血瘀者，用当归、红花拌丝瓜络、玄胡、丹参、牛膝、川芎、桂枝、茺蔚子、丝吐头等通络行瘀，总以辛通瘀滞，和络定痛为重心。金氏还经常提示警惕肝胃病治疗中容易失误的地方，以及应予注意之点，如说：“体虚湿留，未便峻补”；“现下气分有窒，不便遽用滋补”；“刻下不能但求其本，暂以专通其腑”。提出不能固执于扶正固本，脱离实际而盲目滥用滋补，以致留邪碍病。即使对“脉象细弦，舌质绛光”的阴虚患者，如若兼见气机阻滞，亦应在甘缓剂中，少入辛香之品，以利气机的流行。

综观金氏医案，肝胃病通法的应用，有虚则补而通之，实则疏而通之，寒则温而通之，热则清而通之。余如豁痰、理气、祛瘀、蠲饮，或开其一面，或兼而顾之，如将遣兵，分则各路，合而一途，总以通则不痛为宗旨。其治疗法则，虽多源流于叶氏，但能运用自如，治无偏颇，可资参考。

注重气机　善调升降

气的升降出入，是维持人体生命活动的必要条件。当气机升降出入处于相对平衡时，才能维持机体的生理功能，如果气的运行发生阻滞，造成升降失调，出入不利，就要发生种种病变，例如肝气郁结，胃气上逆以及脾气下陷等等。因此说，气机的阻滞，升降的失调，对肝胃病的影响较大，另一方面，一旦肝胃病发生，反过来也会使脏腑的气机乖逆。因为脾胃地处中央，在升降运动中起着枢纽的重要作用，一经受害，势必升降逆乱。金氏曾说：“盖人惟一胃而有三脘之分，上脘象天，清气居多，下脘象地，浊气居多，而升清降浊者，全赖胃气为主。”又说：“盖胃为水谷之海，饮食入胃而精气先输脾归肺，行春夏之令，乃清阳为天者也，升已而降，下输膀胱，行秋冬之令，乃浊阴为地者也，设或升降乖违，不病而自病焉。求知于此，则知履端之义”；“一经胃气虚馁，升降之机，自欠和顺”。这些论述，皆源于李东垣的《脾胃论》而又有发挥。此外，他还深得叶氏调理肝胃病的要领，十分重视肝木对脾胃升降功能的影响。如说：“木土同仇，升降窒阻”；“木郁则气机易升”。一般来讲，当升降窒阻后，以气机多升，腑道失降为多见，故金氏又说：“肝与胃为克制，肝动必侮胃，胃窒必艰运”；“痛极动肝，故肝气上乘作噫，肝木顺乘阳明，遂使胃失下行为顺之旨”。另如一脘痛案载:“弦主乎肝，滑主乎痰，以此参考，总不越乎肝乘于胃，痰阻于络，调治之法，故不外乎平肝之逆，通胃之腑，要之清浊升降，全赖中脘运用”。值得指出，金氏虽谓调治之道，不外平肝、通胃两法，所谓“不外”，其实乃是强调此二者的重要，并非墨守成规，执两法以驭百病。相反，在错综复杂的病情变化上，每能机灵应变，随症立方。一般而言，他遵循叶氏的规范，根据土有阴阳，木有甲乙，肝脾宜升，胆胃宜降，凡属甲木克阳土而为木横之候者，多从苦辛开泄立法；若属乙木乘阴土而为土虚木贼之候者，则从培土泄木立法，不用苦泄沉降之剂，原则坚定，手法灵活。例如脘痛胃气上逆者，他认为，“第其肝气横逆，非旋复代赭不可平。”盖旋复代赭汤出于《伤寒论》，原治“伤寒发汗，若吐，若下，解后，心下痞硬，噫气不除者。”尤在泾解方说:“旋覆花咸温，行水下气，代赭石味苦质重，能坠痰降气，半夏、生姜辛温，人参、大枣、甘草甘温，合而用之，所以和胃气而止虚逆也”。由此观之，此方具有降胃平肝镇逆的功能，药配姜、夏辛开，虽降而不至于沉陷，可谓深得升降之道。金氏对此方推崇备至，发挥较多，如一案载:“目前阴伤液耗，原非辛香甘温可以善策，气伤饮留，岂敢遽投甘凉濡养”；“然阴液不顾，防有告竭之势，而饮邪不驱，尤恐蔓延无已”，接着指出:“今当举其要纲，以胃虚木贼论治，再仿仲师旋复代赭汤为主之，参入大半夏汤以润燥和胃，半夏亦有搜痰饮之功能”，其重视旋复代赭汤如斯。不仅如此，其议及旋复代赭汤应活用时指出：若胃阴虚甚者，“当再参甘凉和胃生津之法”；若阴阳俱损者，宜“参入辛温扶阳”，并常用此方调治土虚木乘，胃气上逆等病例，而能得心应手。在调理升降问题上，如见“清阳少升，浊阳失降”的症状，指出“专用重培其气，仿东垣升阳益气法”，但是，为了避免温燥劫津之弊，他又说当“参入柔药和肝”，使升剂中含降药，虽升而不至于浮越；又如某肝胃气案载：“风热所阻，肝胃上乘不已，呕吐频频，勺谷难下”，金氏反其道而行之，谓“急仿经义，其高者因而越之之法，试之如何?”凡此种种，均可说明金氏十分重视气机升降，而且不拘一格，理中有法，法中有方，而能自出机杼，独具灼见。此外，他还重视寒热药物的配伍，如针对甲木犯土，气机上升的特点，指出：“当用苦降辛通，以冀胃气下行之旨，则呕恶自止而脘痛自缓”，方如半夏泻心汤、进退黄连汤、左金、戊己等，药如干姜伍黄连，肉桂配芩连、吴萸拌黄连、瓜蒌、薤白、白芍配栀子豉汤，大多取川连苦寒降火，寒而不凝之性，再合姜椒之辛，仿苦与辛合，能通能降；配芍药，得酸泄热之妙。潜肝如牛膝、决明；降胃如半夏、川朴、丁香，另如取浊者下行之义，而每用戌腹粮、关虎肚，此二者均与动物胃有关，是否含有特殊的胃膜激素或消化酶，有利于胃病的恢复，有待作进一步的研究。

重视精神因素　善从六郁论治

金氏常谓：“情感悲伤，气郁化火，肝气凝滞成痞，攻动作痛”。指出情志的变化，可使肝气郁滞，从而化火成郁。并说：“肝郁化火，火扰于中，中虚嘈杂，自觉腹有热象，即郁火也”。阐明肝郁化火，可以出现上述的症象，并提出：“治法疏肝之郁，宣胃之滞，借此潜降气火，疏化痰湿，俾肝胃和则气络自通，气络通则痛胀自止”。疏肝方用金铃子散入青皮、郁金、香附、佛手、绿萼梅；清火以黄连、山栀；夹痰加半夏、川朴、茯苓、橘红；涉寒者，以姜连、左金丸之类，取辛开、而配苦降；若平日阴分不足，近加“木火乘气扰中，故令心中发热”，“治当柔剂以和阴，佐以三甲以潜阳”，方如六味地黄汤配白芍、杞子之类以育肝肾之阴。若因七情所伤，情志郁结，一再告诫“务在情怀开旷”，“旷情自怡”，才能开郁解结，有利于疾病的好转。若肝郁结而气未升者，常用柴胡方，如逍遥散、柴胡疏肝散等；若气逆上升，或有郁火，则常舍柴胡而不用。金氏还认为："肝邪乘犯胃土，气郁既久，血亦应病，渐至经络欠调"，所谓"痛剧入络"，"病久入络"。这些议论，与叶氏"初病气结在经，久病血伤入络"是一致的。至于肝郁气滞，既可以化火，又可形成血瘀，治疗法则，当分气、血、火三者的不同而异治。然气、血、火三郁，其根源均在肝气之郁滞，故以疏肝郁为先导。于此同时，金氏还十分重视由于脾胃虚亏，致成湿、痰、食之郁滞，如说："木气过动，中土受戕，所进之水谷，徒以蒸浊而成饮"；"脾失健运之力，胃失宣通之司，则痰饮瘀浊焉有不占据哉"；"肝阳攻升，胃气失降，湿痰乘机留连，水谷易致停滞"。由于脾胃气滞，水湿不化，致成湿、痰、食三郁者，金氏总以温运扶阳为治疗要旨，提出"浊饮留聚，非温运扶阳不可"，方用二陈汤去甘草之守中，意在"通"字，气虚则加人参；中阳不振加干姜、附子、肉桂，"务使腑阳流通，则湿邪不攻而自罢"。若兼胃阴素虚，则仿大半夏汤润燥和胃；如兼胸痹则从栝蒌薤白汤。郁痛而有气上逆，则须导之下行，药如沉香、降香、牛膝，余如菖蒲、郁金之芳通，亦恒多应用。总的要求，达到行气解郁的目的，盖气行则血行，气畅则痰火湿食诸郁亦可随之消退，正如上述，六郁之作，气、血、火三郁当责之于肝，湿、痰、食三郁应责之于脾。然久郁之症，往往错综互见，故调治也往往肝胃兼顾，如案载："肝胃气郁，脘腹作痛，中焦积湿，泛泛欲呕"，由于气郁与湿郁同时存在，以致"太阴脾土为湿所困，流行之机不循常度，厥阴肝木为郁所伤，条达之职因之失常"，治当"两和肝胃"之法。又载："寒热久蕴，肝胃气郁，脘腹时或有形攻触，脉象弦数而大，先当苦降辛通"，具体说明气郁与火郁同时出现时，当从苦降辛通为治。若因"阳虚体质，伏饮痰血壅蔽中道，气郁升降乖戾"，而导致气、痰、血同时出现郁结时，着眼务求其本，指出："当以温中煦阳，以消阴翳。"至于单纯的气郁，症见胸膈痞闷，脘腹胀痛；血郁而见胸胁掣痛，痛无定处；痰火郁结，阻碍中焦升降失度，而见嘈杂吞酸等症，总以行气解郁为前提，因气行则血行，气畅则火湿食诸郁亦易消解。总之，金氏治郁，着重肝脾，认为肝病及脾，造成气机郁滞，是产生痰滞、湿蕴、血瘀、热郁、食积等症的基础，而七情不畅，情志的变化和刺激，又可加深疾病的发展，因此，临床上应审证求因，分清主次，这样才能收到较好的效果。

治疗妇科病的经验

妇人病所异于男子，惟经带胎产四者，但分证较多，治法亦繁。金氏对妇女病的治疗，积有丰富的实践经验，我们查阅金氏有关妇科医案一百十七例，初步归纳有如下几点：

调奇经八脉　养先天后天

金氏认为妇人病的病机，颇多与奇经有关，在一百十七例医案中，明确指出奇经为病的达七十例。如案载："少腹作胀，有形攻触，经迟带下，显系奇经冲任为病"；"冲任固摄失司，月事为之早期"；"冲任八脉咸失其职，胎漏自由来也"；"产后八脉戕耗"等的叙述颇多。由于奇经隶属于下焦，与肝肾有密切的关系，"肝肾不足，奇经失丽"，因此，"欲调八脉，须养肝肾"，认为妇人或因先天不足，或因精血流失，每易导致"下元空虚"及"真阴不足"而损伤冲任。由于肾为"水火之宅"，具体治法当辨明肾阳虚抑或肾阴亏。壮肾阳、益精气、"温养下焦"以巴戟天、苁蓉、补骨脂、鹿角霜为主；兼肝脉寒凝、常投小茴香、肉桂温通肝脉。滋真阴多取生地、白芍及阿胶、鹿角胶、龟板胶、鳔鱼胶等血肉有情之品，强肾壮腰常用杜仲、沙苑蒺藜。鉴于真阴不足极易引起肝失水涵、风阳上升或水不涵木、木火有余等证，治多兼顾。如因“木火有余”、“热迫冲任”致“月事不以时下”，甚则“血海不宁，汛来多崩”，宜在滋养之中，佐入潜阳，药如牡蛎、鳖甲、龟板等，所谓“补肝肾收摄龙雷须借介类”。又认为“肾主封藏”，“脏宜藏”，常于温养下焦，滋补真阴同时，重视“固摄下元”，药取紫石英、禹余粮、龙骨、牡蛎、胡桃肉之类。金氏还根据“乙癸同源”、“肝肾同治”及“女子以肝为先天”的理论，在用药上补肾往往配养肝如白芍、当归、丹参、阿胶；柔肝如杞子、牛膝；清肝如丹皮、栀子、黄芩、桑叶；镇肝如牡蛎、赭石、龙齿等。

此外，他还认为奇经与脾胃病关系也极至密。曾说:“奇经八脉，隶属于下，下焦者，肝肾也，肝为藏血，肾为藏精，精与血皆资生于水谷，肾与胃有相生之攸关，脾胃亏则肝肾亦亏，肝肾虚则八脉无颖，诸症由此纷至”；“病久胃纳索然，八脉无所依丽”；“人生之气血，全赖于水谷，水谷旺则气血亦旺，水谷衰则气血亦衰”，明确阐述了脾胃为后天之本，生血之源的重要作用，尤以女子诸疾，多有因脾胃损伤不能养肝肾、育奇经而致病的。金氏有鉴于此，十分重视脾胃功能对滋养脾肾和调奇经的作用，也就是说，养肝肾即寓调奇经，而要养肝肾，首先要益脾胃，这即是后大养先大的要义。围绕奇经、肝肾、脾胃，形成了金氏妇科证治的法则。

在崩漏诊治方面，对该病的原委，论述颇多，如“肝营肾精既亏，奇经八脉无丽，冲脉不摄，经来如崩”；“肝阳偏强，藏失其职，疏泄太过，经水来时不能摄止”，前案属不及，后案属太过，但归根到底同属冲脉不摄。又案载:“阳明不合，冲任不固，经淋带下”；“脾失其统，经停大崩”，前案为阳明不合，后案系太阴失统，但究其源，冲脉失摄则一。再如:“气郁化火，迫入血海，血为不宁，于是汛来多崩”，其实冲为血海，血海不宁，亦即冲脉之不固，因而出现了汛多如崩的见症。故金氏治崩漏，总以固冲脉为要务，药用当归、白芍、海螵蛸、茜草、牡蛎、龙齿、紫石英、牛膝、杜仲、丹参、龟板、鳖甲、党参，取归芍养血育肝，龟甲、杜仲壮水固本，党参益气健脾，丹参养心，紫石英坚阴涩血，镇冲脉之逆，合龙骨、牡蛎、海螵蛸以固摄，茜草行瘀而止血，复以牛膝引诸药入奇经，导逆血归经隧，潜相火入水宅，随症加减，丝丝入扣。所用固冲止崩塞漏之法，与同辈张锡纯所见颇近，用药与张氏固冲汤也有相同之处。

在带下诊治方面，金氏论带，从湿热论者间而有之，一般均从奇经空虚不足论述，而以任带二脉为主。如案载："带脉为病，带下频来"；"任脉不固，带下流注"，认为八脉不固是带下之因，而带下频多又可导致八脉空虚，因虚致病，因病致虚。凡白带而兼赤带，常谓之"冲任固摄失司"；白带而有寒热，谓之"阳维为病苦寒热"；白带而兼腰背酸痛，责之"督脉为患"；如见上腹部疼痛，谓之"阴维为病苦心痛"。在治则上提出"欲求带下减少，端在固摄冲任"。凡带下兼患崩漏，精血流失过多，主张固纳肾气，常以金锁固精丸化裁，取潼蒺藜补摄肾精，入牡蛎潜阳固下，用龙骨敛下平木，佐莲肉以交心肾，其常用莲须者，专赖其止涩之功。而海螵蛸、茜草二味也极常用。盖海螵蛸气味咸温下行，故主女子赤白漏下及血枯血闭，其性涩，故亦能令人有子。茜草气味甘寒，能止血治崩，又能益精气，活血通经脉，实即《内经》四乌鲗骨-藘茹丸所化裁。至于秽带，宗吴鞠通："下焦丧失皆腥臭脂膏，即以腥臭脂膏补之"之说，除常用牡蛎、螵蛸二味有腥味的药物以外，并用腺鱼胶之类，本浊者下降之义。我们认为，带下病因颇多，症有寒热虚实，色有青黄赤白，味有腥有腐，质有清有稠，量有多有少，金氏注重调养奇经，有其长处，自当结合临床辨证施治。

善调气血　明辨虚实

妇人由于生理原因，血分疾患偏多。盖血为水谷之精气，和调五藏，洒陈六腑，在妇人则上为乳汁，下为月水。女子以血为本，固属公论，然气为血帅，大抵气行血行，气止血止，故东垣有:“凡治杂病，先调其气，次疗诸疾，无损胃气，是其要也”。丹溪有:“血为气之配，气热则热，气寒则寒”之说。金氏亦认为:“气血本属相辅而行，不可须臾离也，气不守则血无所藏，阴不足则阳无以附”。综观金氏医案，气血两端，偏重于气，究其原因，盖因妇科病与脏腑的气化功能关系极大，例如崩漏、闭经，均可导源于气，前者往往因脾胃气虚，肾气不足，以致气不摄血，后者每因气滞血瘀，冲任无资，而成月经阻闭，故金氏指出:“血虚之体，无须化瘀，气滞已见，务宜顺气，气顺则血行，气调则血和”；“血从气升，补气尤要”在调理气血时，尤善疏泄肝气，认为妇人以肝为先天，肝性疏泄，且善条达，即使阴血不足，肝体失养，治宜养血的同时，亦宜参以疏肝，若固执一端，有碍脾胃，反断其化源，非但肝阴不复，反会变症丛生。金氏育肝，常用四物汤去熟地，加首乌、女贞等药，疏肝喜投柴胡疏肝汤，或加味逍遥散；肝阴不足者，化裁应用魏玉横一贯煎，每在育肝中参入流动疏泄之品，达到育“体”畅“用”的目的。健运脾气也是常取之法，六君、归脾诸方，每多选用。又肺“主一身气化”，故对干血痨、经水愆期的病证，主张治肺为先，俾治节功能趋于常度，疾病也可望向愈。

金氏在妇科病的治疗中，对虚实之辨，尤为精细。以诊治经水失调为例，他辨证独详，如案载:“营血虚而肝木无以涵养，肝肾虚则八脉失其调摄，以致月事愆期”；“冲任积受寒湿，气街欠通，腹笥为之作痛，邪郁及营，月事为之愆期。”二者都是月经愆期，然病因、病机虚实迥然不同，前者由于血虚肝木失涵，八脉失其调摄所致的经候不通，昔人称为“血枯”，而金氏称作“冲任无资”；后者由于血气寒湿痰火之郁滞，造成冲任气街欠畅的经候不通，前人称为“血滞”，而金氏称作“冲任气滞”，这两种病同中有异，异中有同，“血枯”与“冲任无资”同属虚证范畴，而“血滞”与“冲任气滞”同属实证或虚中挟实的范围，二者互具因果。金氏将脏腑气血虚实与奇经经气虚实结合起来的辨证方法，是值得借鉴和效法的。

此外，对于本虚标实之证，或久病体虚而病实之证，如癥瘕积聚之类，金氏谓:“血虚气滞，肝强脾弱，其胀或上或下，或宽或急，其痛时左时右，时作时止，此乃本属不足，标属有余，治当双调肝脾以和气血”，方以四物汤去熟地，配辛苦芳香之香附、枳壳、郁金、乌药、木香、青皮、茴香、桂枝、砂仁之类以温通经络。若肿块“推之不移，按之不柔，系是癥瘕之类，癥属血，瘕属气，气血两阻，癥瘕并作，其病机总由下元冲任不足，寒湿得以稽留，治法宜宣通气血，务使气血得畅”。此类疾病，气滞血瘀，病变较深，治疗时，在前法的基础上，常以桂枝茯苓丸、金匮鳖甲煎丸等化裁，总以化瘀消积，双调气血为旨。

治法有宗　师古不泥

金氏诊治妇科病，学有渊源，治法有宗。如他重视奇经八脉，实导源于《内经》。《素问·上古天真论》说:“女子七岁，肾气盛，齿更发长，二七而天癸至，任脉通，太冲脉盛，月事以时下，故有子。”指出了肾和冲、任功能对女子生长发育的重要作用。王冰注曰“冲为血海，任主胞胎”，此语恒为金氏分析妇科病病因病机和立法处方的重要依据。而叶天士诊治妇科病强调奇经八脉，对金氏更有深刻的影响。

金氏对血证治疗，宗叶氏“久漏久崩，宜清宜通”之说，除急崩外，一般主张行血而不宜止血，务使瘀血散化，经络疏通，血行归经，即可达到止血的目的。但对益气固摄以及收敛止涩之剂也恒相参用。对于瘀血，症见经血淋漓，色紫成块，少腹作痛，则以丹参、茺蔚子、新绛等行血之品直率投之。若崩连绵不断，血液枯涸，以致头晕目眩，腰酸肢楚，精惫神疲，当此精血衰败之候，认为非施草木所能挽回，每以血肉有情之品，厚味胶质之物，补填精血。冬令常嘱病家用膏滋药品常服，以“守”为贵，坚持信心，以冀培本固元，“图来春之焕发”。

对于胎前的治疗，主张养血和肝，他说:“胎附于肝而萦于脾，治法注重肝脾气管，如寄生之托于苞桑，茑由女萝之施于松柏也”。认为肝藏血，血虚不独胎失其养，且肝木失涵，必然木火炽盛，故有“屡屡胎漏成堕，总由木火扰动”之论，并提出:“脾胃为生化之源，气机升降之枢纽，脾虚不独胎元失养，且升举无权，托附无力。”故金氏护胎，独重肝脾两脏，其方皆从金匮当归散化裁，此实受丹溪之影响。丹溪对金匮当归散极为推崇，曾说：妇人有孕则碍脾，运化迟而生湿，湿而生热，古人用白术、黄芩为安胎之圣药，盖白术补脾燥湿，黄芩清热故也。况妊娠赖血以培养，此方有当归、芍药以补血，尤为备也。同时主张产前宜用清凉，与丹溪胎前治则，可谓一脉相承。惟金匮当归散中之川芎，金氏认为有动胎之碍，故往往弃而不用，而不是固执成方，一成不变。

在产后治疗方面，由于产育流血较多，气血舛乱，阴分必伤，常致虚弱难复，故金氏着眼肝肾亏损，奇经戕伤为主因，尝谓:“产育致伤八脉”；“五月小育，真元从此不复”，这与叶天士“产后下元阴分先伤，而奇经八脉皆丽于下，肝肾怯弱不固，八脉咸失职司”，吴鞠通“产后当究奇经”等论点是相一致的。由于产后营阴俱衰，八脉空虚，气血舛乱，所以外邪容易乘虚而入，见证易虚易实，有时虚实杂见，调治亦较为难。先贤有强调补养为主者，如东垣、丹溪、天士等；有主张祛瘀为主者，如傅青主等是。统观金氏方案，有说："产后本病，都是肝肾阴亏，宜两补肝肾以和荣，两益脾胃以调卫"；"气血凝滞，务宜顺气，气顺则血行，气调则血和"；"产后真阴欠足，暑热自生，……当用清凉"；"产后气血舛乱，肺脾失司，营卫欠调……当用调养宣运"，总之见证不同，治法亦异，有补有行，有温有凉。论其常，产后虚多，观其变，实邪也不少。例如产后血虚便秘为其常，但亦常有感受外邪而致便秘的，仲景曾有产后胃实便秘之论，主以大承气汤通便祛邪。观金案，有血虚液枯便难者；有气滞便难者；有责之上焦清肃下行失司；有责之中焦府道通降失司。见证有异，治法不一，然确保营阴始终无二。余如产后蓐劳、小便频数、产后发痉、发热、腹痛等，论体质固有虚的一面，但大部分伴有邪实的一面，金氏既宗前贤之法，但又不拘于一家之言，能权衡轻重，分别主次，根据临床证状，治邪而不伤正，治标而不忘本，达变不乱，随证施治，这些都是值得我们学习的。

医论选萃

五脏根本说

夫五脏之根本脾也肾也，而五脏之枝叶心也肺也。脾不足无以化精微而为痰浊；肾不足无以纳真气而为短气；肺不足无以肃清气而为咳逆；心不足无以镇神志而为飘渺。肾为肝母，肺为脾子，肾病则肝木失滋养之权，脾病则肺金失相生之机。木能克土，金能制木，金虚不能肃木，木气势必横逆，土受木侮，下为泄泻；金被火刑，上为咳呛。要知根本一拨，则枝叶未有不凋者也。

脾胃为后天之本

万物以土为根，而人之精神亦以土为宅。后天脾胃得振，则真元自有充复。人之气机阴阳全赖脾胃为主。人之天真之气，全在于胃，养其胃津，便是补虚。

盖胃主藏纳，脾主运化，胃为阳土，脾为阴土，胃阳赖脾阴以濡之，脾阴借胃阳以煦之，脾胃相为表里，而为后大生化之源。惟治脾者有一举而兼备三善：一者脾气旺如天青日朗而龙雷潜伏；一者脾气旺则游溢精气而上供于肺；一者脾气旺而水谷精微以复生其不竭之血也。

四时百病皆以胃气为本，得谷则昌，俾饮食增得一分，则病邪退得一分。故病久必究寝食，寝不安，食不和，津液焉能恢复，生机从何支持？病后调其脾胃，冀中气得振，则馀邪自可解化而肝阳气火亦不致上浮耳。

脾宜升则健，胃宜降则和，东垣大升阳气，其治在脾，仲景急下存津，其治在胃。欲求胃醒，务在生津养液，欲求脾健，端在升清降浊。

论天人相应脾胃升降之义

人生一小天地也。呼吸升降，效象天地，准绳阴阳。易曰：履端于始，序则不愆，升已而降，降已而升，循环无端，主化万物。人之脾胃居于中焦，主分清泌浊。脾为万物之母，性喜燥主升，胃为水谷之海，性喜润主降，脾胃为表里相生之机。脾为阴土，赖胃阳以煦之，胃为阳土，借脾阴以濡之。饮食入胃，其精气先输脾归肺，行春夏之令，以滋养全身，乃清气为天者也；升已而降，下输膀胱，行秋冬之令，为传化糟粕，乃浊阴为地者也。脾气者，人身健运之阳，如天之有日，脾旺则如烈日当空，片云纤翳，能掩之乎？胃有三脘之分，上脘象天，清气居多，下脘象地，浊气居多，而升清降浊者，全赖胃气为之运用，一如天地定位，不可无人也。试观天地间，有时地气上而为云，必得天气下而为雨，则二气合而晴爽立至，若一味浊气上升，天气不降则天气窒而成阴曀之象，人之胃中亦犹是也。下脘浊气本当下，无如胃气残伤，不能阻下脘之浊气，有升无降，则乖舛矣。求知于此，则知履端之义。盖胃为六腑之总司，因小肠居于巨虚下廉，大肠居于巨虚上廉，此二穴皆在三里穴之下，故大肠小肠均禀受其气，而膀胱之气化，亦赖中气之运行。胃气不循常度，则六腑为之欠利，不独清浊混淆，而大肠小肠亦受其病。是故中焦旺，则水谷之清气上升于肺而灌溉百脉，水谷之浊气下达于大小肠膀胱，从便溲而消，中州何窒塞之有哉！此所以培养中气为亟亟也，俾中气旺，则浊气不久停于下脘，而膈下丹田之真气，方能上下无碍，可以呼之于根，吸之于蒂，生生不息矣。

气机升降出入论

经云："脾气散精，上归于肺"，此地气上升也；肺主治节，通调水道，下输膀胱，此天气下降也。气之呼吸，关乎肺肾，肺主呼气，肾主吸气，肺气清肃，则升降无碍而呼吸自如，一有逆乱，便生乖违。呼吸不利为之逆，升降不顺为之乱，清阳之气不通，则升降流行为之窒阻，而津液敷布亦为失常。然上升之清，下降之浊，全赖中脘为之运用，盖脾胃位乎中，为呼吸之总持，中脘通则清浊升降不为混淆，六腑九窍自为流行。故脾胃之盛衰，关乎一身之气机。如中焦无砥柱之权，则升降不调，呼吸欠利，吸纳之气，无以归壑，游溢之精，不获敷布，则左右错行，阴阳逆乱矣。

体质禀赋嗜好与病有关

体肥丰腴，肌肤柔白，阳虚禀质显然；形瘦尖长，皮色憔悴，阴虚木火无疑。

年逾弱冠，质素清癯，本非松柏贞固之姿。瘦怯之体，阴分固虚，阴虚火旺，固其常也。

体质魁梧，似属阳虚，素嗜茶酒，必有内湿，湿痰偏多，阳分无有不亏也。

四时气候致病举隅

人身气机，合乎大地自然，一有偏胜，便有错乱。先天素亏，蛰藏失职，阳气疏泄，感邪得以凑袭。孟春蛰虫始振，主乎肝木之疾，风为天之阳邪，主乎发泄，内应肝胆，木旺用事，气火易于升逆。时届立夏，六阳渐升于上，地中之湿亦随阳而上腾。夏令暑湿交争，秋际寒燠不齐，人在气交之中，不免感受斯邪。暑邪从阳而亲上，故上先受之，湿邪从阴而亲下，故下先受之。秋分司令，燥火行权，肺金最畏火刑，故咯血之症，交白露每易复发也。冬至一阳萌动，浮阳乘机升越，动则血上溢，时或咳呛，肺家未必不伤也。

辨舌察苔杂谈

舌为心之苗，苔是胃之气，察舌质可知气血虚实，看舌苔能悉病邪进退。舌苔薄白而口不渴者，邪在表属卫多也。苔见黄燥，内伏之气火已盛。苔色腻白，内伏之湿浊颇多。中薄带黄，气分之热可知。中白带灰，湿热互结之证。口淡而有秽气，乃阳明湿浊之熏蒸。舌苔微糙而白，似气分湿邪之未尽。舌边糙白而舌中干绛者，肺胃之气火颇形炽盛。舌苔白腻而转见灰黑者，重浊之湿痰已从燥化。舌质燥而带灰，口渴索饮者，显然邪热之炽旺。舌苔白而带润，中间带绛者，此为正虚而邪实。燥而且灰，扪之不泽，显属阴液之不足。如见厚腻，中间不润，恒少津液之来复。舌质光剥，阴虚可知，苔见光白，气津受耗。舌边绛中灰，扪之无泽，上焦蒸腾之热，灼伤其津。苔腻白中灰，口中淡味，中焦氤氲之湿，郁于气分。气伤而津耗，阴损而液竭，则舌质有干绛垢腻之状。邪漫延气分，热迫入营络，则舌苔呈光绛尖刺之象。苔色黑似烟熏，乃阳盛化火，掀旋于上。舌光不能越齿，系厥阴动风，阳明络虚。舌剥苔腻，脾肾无蒸廪之力。舌黑口燥，真阴有内涸之忧。舌燥无泽，苔光无华者，是为枝叶未凋，根本先拨之兆。舌苔花剥，舌质淡绛者，乃是肝肾不足，源头亏乏之候。

辨 脉 泛 论

脉诀有云:“春弦、夏洪、秋毛、冬石”，是为应候而无异虑也。而病者有千变万化，脉分三部九候。外感风寒，辨乎左脉，内伤饮食，辨乎右脉。浮者风也，浮大者，风从火化也。滑者痰也，滑数者，痰中有火也。浮数主乎风热，滑大主乎痰火。脉见小浮而弦，风在表而寒在里也。脉大为阳亢，脉数为热炽。弦为肝脉，主乎风疾。左关脉者，肝之部位也，左关弦急，肝胆多火而定有所伤；右关脉者，脾之部分也，右关滑大，脾家有湿而必然痰胜。左脉虚大，肝火未平，右部滑数，浊痰未化。脉来细弦而数，乃肺受火刑，虚久防入损门。六部沉细而弱，乃肝肾不足，系气血之有亏。细为脏阴不足而营虚，弦是肝阳有余而火旺。脉象小数，虚中有热。脉来濡软，气虚使然。郁主邪滞，紧主寒痛。沉者病在里，实则邪气盛。尺部柔细，肾阴命阳有亏。脉不流畅，恐是浊邪上僭。阴分为病，沉细居多，沉为阴胜，细为气衰。气口属肺，如见虚滑，乃真气之不足。左关属肝，如有独弦，乃木火之炽盛。左脉少藏，右脉欠畅者，当从肝脾着手；右脉紧滑，左脉细弦者，应以寒痛论治。沉弦兼滑，动则气逆似喘者，当用镇摄下元，俾真阳有固补之力。沉细而弱，重按并无急数，应以养金柔木，使上焦得清化之权。脉不数不大，邪有退舍之象。脉小而柔细，阴虚阳弱可知。六脉柔和，则真阴有来复之兆，左右柔静，而真阳无浮越之象。设若脉呈歇止，不满十至而代，此五脏真气已散，诸气逆乱而上，喘脱在即，岂不危哉！

论营卫寒热

新感由表入里，伏气由里透表，表里同病，营卫同伤，营争则寒，卫争则热。

卫主于气，营主于阴，气阴俱形不足，遂使营卫造偏，忽寒忽热，乍往乍来。

风湿留滞经络，阻碍卫气流行，遂使营卫偏胜，以致寒热交争。

脾为营源，胃为卫源，脾胃空虚，营卫无以资禀，营虚生热，卫虚生寒。营卫两气，昼夜循环不息，营卫两虚，日暮寒热不已。

痰饮流络，不通则痛，络气阻则营气亦阻，致寒热如疟而作。肌肉经络皆附营卫，营卫流行为之乖和，形体寒热为之往来。

真阴为热邪所劫，营卫为之失谐，遂使营虚则生热，卫虚则生寒，此所以寒热交争者，似非邪之有余可知也。

肺虚伤风说

营卫疏怯，藩篱不固，外感风寒，乘虚凑袭，风伤于上，鼻孔或窒或通，寒伤于卫，身体乍热乍冷。清肃之气，愈受戕伤，肺降无权，咳而少痰。盖肺司营卫，而主一身气化，肺虚则营卫失司，故有寒热见端，肺虚则气化失行，故肢体痛楚也。

风 温 论 治

风温由皮毛而入肺，肺者卫也，肺虚则卫疏，卫疏则易感。感入之，则肺气易伤，清肃失司，遂令咳嗽气逆。当以辛凉表透，以解外来之风温。而风温为燥血之邪，燥从气化，热归胃经，故肺胃为风温必犯之地，而凉润又为燥热一定之治法也。

暑 湿 小 议

大凡六淫之邪，多因乘虚而袭。时当炎夏之令，人在气交之中，难免感受时令之邪。暑必挟湿，暑邪从阳而亲上，故上先受之；湿邪从阴而亲下，故下先受之。暑为熏蒸之气，无形而居外；湿为氤氲之邪，有形而居内，上下内外之间，邪相搏击。暑先入心以助君火，湿先入脾以伤气分，气郁渐从热化，邪由气而入营，热蒸肺胃，灼津酿痰，外达皮毛，酿疹化痦，此痰从气化，疹从营出之由来也。营分既受邪累，肝阳安能宁静，阳炽风动，气阻痰迷，且痰为有形之物，最易阻气，痰浊之蒙蔽，肝阳之升越，阴液之内耗，阳津之外伤，则神烦少寐，壮热谵语而诸证蜂起矣。若论治法，湿性重浊，原非一汗可解，湿胜于热，法宜芳香苏气，热多湿少，不得不用清凉，自当甘凉，救肺胃之阴液，以拯上炎之危；佐以咸寒，清肝胆之阳火，以制内风之动。如痰浊炽盛，清阳为蔽，宜清肃上焦，庶免顾此失彼。而于暑湿邪退正虚之际，攻补最难措手，养阴则碍邪，清邪则碍正，存津养液为第一要着。如湿中尚有余热，略佐清化其热，自亦不可偏废也。

论湿温多汗忌

天气燠热，必有大雨，人气烦热，必有大汗，始终无汗，邪何由泄？欲求热势开凉，务在表卫疏泄，表卫通流，则肤腠汗出溱溱，而热势始可退舍。盖风温一表可散，伤寒一下可愈，而湿为重浊之邪，从阴而亲下，性本粘腻，固属纠缠，原非一汗可解。湿邪伤气而化热，热蒸于液而汗泄，表汗多，再汗徒伤其表，无如汗出过多，气液势必受伤，津液无所敷布，阻碍升降流行，上下内外之间，郁邪氤氲不撤，充斥气营，流连三焦，化疹化痞，伤津伤液。夫汗者，乃人之阴液所化，汗多必然伤阴，则真阴何堪久持，而津液亦难上供。汗为心之液，多汗则心虚；阳为神之灵，阳亢则神耗，神朦嗜寐，是湿浊之蒙蔽，即是内闭；汗出如雨，是浮阳之泄越，即是外脱。故云：湿温多汗，最虑生波，汗多防厥，厥来防脱。湿家不宜过汗，汗之则变痉，此仲景之名言也。

温 病 论 下

凡热病中，燥结于下，势必阻清阳之气，气不通则升降易窒，邪不达则流行易阻。气郁邪郁，化燥化火，下窍不通，上窍愈塞，上流不行，下流不通，中焦胃腑，独受其害，津液升降，愈难敷布。气愈郁则邪愈窒，邪益结则燥益盛，浊阴不降，清气何升？积滞不夺，热亦不衰，邪气一日不下夺，津液一日不来复，里积之垢既多，急下亦可存津。胃宜柔则和，腑以通为用，胃气和则亢阳不为升腾，腑气通则热邪不致留恋。

温病注重津液

六淫之邪，咸从火化。火为无形之邪，滋蔓无定，火炎于上，肺失清肃，燥从气化，热归胃经，故肺胃为风温必犯之地。盖燥热为销烁之气，燥则伤津，热则伤液。津为邪所耗，液为火所烁。有限之津液，日形竭蹶；无穷之热邪，日形猖獗，伤津伤液，在所不免。大凡热病之后，须宜注重津液。热证注重于阴，阴一日不复，邪一日不退，欲求退邪清热，务在存阴生津，故热证以津液为材料，而凉润为燥热一定之治法，立方以存津液为扼要，甘凉为第一之要务。刻刻注重津液，俾津液复得一分，则邪热退得一分。津液日复，余热日清，使阴分日渐来复，则阳自潜而热自泄，故舍保津存液外，别无方法可采。否则阴愈延愈耗，阳益胜益炽，气津阴液，皆为戕耗，阴竭于内，阳越于外，内涸外脱，阴阳离绝。

肺痨病源论

肺象空悬，名为黄钟，居上象天，其位最高，既为呼吸之橐钥，又为声音之门户。肺受脏腑，上朝清气，司呼吸，能主一身气化，性主乎降，可谓娇脏，不耐邪侵，一有偏胜，便为逆乱。肺属金，五行中火能克金，木火愈升愈旺，则金气愈伤愈虚，升太过，降无权，气有余，便是火。气与火同是一源，气升则火升，气逆则肺逆。火有余，便生咳，故咳呛之症，定有不平之火，火盛则生痰，痰盛则气逆。然火有阴阳之别，痰有虚实之异，久嗽之阴亏，其火必从阴中而来；久咳之多痰，其痰必从虚中而出。而痰之为病，变幻百生，故有百病多从痰而起之说，无痰则气不咳，无咳则气不逆。气与痰相辅而行，咳之作，气之升，皆由有形之痰，妨碍无形之气。痰是五谷所化，其源不离乎脾，咳由肺脏所作，皆从气逆而来。肝升有余，肺降不及，木火刑金，则络中之血，随气上溢，此为损证之萌蘖也。然人身呼吸之气，呼出主肺，吸入主肾，全赖肺肾之相涵。如收摄有权，则呼之于根，吸之于蒂。若肾水不足，肝木失涵，肾中之龙火上升，肝中之相火上腾，火上炎，则肺愈不安，水下亏，则肾益不摄，此肺受伤之源也。

虚损咯血论治

左升太过，右降不及，木失水涵，火失水制，以致木火刑金，络血不为宁静，伤肺伤络，遂成气逆痰血，或有外寒内热，或见目合盗汗，咳嗽声嘶，咽痛喉痹，络道为痹，气机如阻。盖气与血两相维附，气不得血，则散而无统，血不得气，则凝而不流，故阴气动而阴火亦动，阴火上奔则阴血亦奔，血气为之沸腾，吐血为之莫遏，此乃气为血帅，气升血溢之义也。若论治法，当与潜阳以和阴，并用抑木以安金，清气之燥，潜营之火，清气安络，凉血止血，或取纳气以摄血，参用去瘀以生新。如挟夏令暑湿蒸腾，当参清暑潜火之法，如兼便溏不实，形疲损怯，则宜益土以生金。治法在人，贵在变化也。

失音虚实辨

失音原因，虚实不同。津液亏损，虚火上炎，为虚中之失音；痰浊内盛，气火上腾，为实中之失音。忽然失音，虚少而实多。盖肺主轻清，痰为重浊，痰阻肺之清虚，声音为之失扬，即所谓“金实不鸣”也。又肝脉走咽，肾脉循喉，肝肾阴亏，龙相火腾，上灼咽喉。肾为肺子，子虚及母，浮游之火，上扰于肺，肺金受灼，黄钟失韵，声音不得嘹亮，此金破不鸣者也。

论 呃 忒

身半以上阳主之，身半以下阴主之。阴气过甚而乘阳位，则有气满呃忒之患，所谓地气上为云者是也。经云：“脾气散精，上归于肺”，此地气上升也；肺主治节，通调水道，下输膀胱，此天气下降也。设或地气多升，中焦必有晦塞，浊饮无以所化，上逆而作呃忒矣。丹溪云：“上升之气，多从肝出”，肝有相火所寄，气升则火升，浊升则呃升，呃升则呕升，是以中下脾肾阳亏，厥阴肝木上乘，胃少坐镇之力，此呃忒之所来也。如以声辨之，中焦呃忒其声短，盖痰饮蟠聚也，下焦呃忒其声微，因正虚邪搏也。

痰 饮 述 要

痰与饮异名而同类也，推溯痰饮原因，不外脾肾阳虚。脾不为胃行其津液，肾不为胃司夫关门，水谷之湿，蕴蓄中焦，从阳化痰，从阴化饮，蓄于脾，贮予肺，咳喘由斯作矣。

饮有内外之分，脾虚生外饮，肾虚生内饮，所以内饮属肾，外饮属脾。

痰与饮壅阻气机，升与降失司常度，有时气多升则喘，有时气多降则肿。气与痰相辅而行，气行则痰行，气动则咳逆，气升则嗽痰。肺胃之气多升，则痰饮愈不下达，痰饮之邪少降，则气机易有上逆。

肺主出气，肾主纳气，气逆而不喘，非肾气也，气升而多咳，是肺气也。肾虚不能摄纳，气不归源，喘急难卧。

论痰者，亦有虚实之殊，如风湿阻气酿痰为实痰；肾水冲逆，酿成虚痰。痰味非咸，定非水泛为痰；痰秽带绿，肺热而兼胃热；痰有腥气，是膈上留饮化热，晨起痰沫先浓后薄，定是脾胃湿痰；喉中声如锯，咯之颇不爽利，粘如胶漆，此痰非虚痰也。

咳嗽二字，大多各殊，咳由肺出，谓之上燥，嗽从脾出，谓之中湿，无痰为咳，有痰为嗽。

脾为生痰之源，肺为贮痰之器，可见治肺为标，治脾为本；肾主纳也，喘急者，治肺为流，治肾为源。

饮为阴类，阴者静也。有形之饮占据乎中，非辛香何以开之，非甘温何能燥之。益气煦阳，为治痰之本。

脾宜升则健，胃宜降则和，务使脾胃升降得调，何有湿痰之蟠踞，和脾胃升降之气，使升降和不为气滞而生痰。

气有余便是火，所以火潜则气自平，而痰随气升，冀其气平，则痰自降。

咳从气而作，顺气可安娇脏。治咳必先顺气，顺气则咳自宁；顺气则痰不留。

顺上焦之呼气，纳下焦之吸气，呼气利则痰饮自化，吸气利则喘息自平。

窠 囊 说

窠囊者，痰气相搏，结而成囊之谓也。犹蜂子之穴于房中；莲子之嵌于蓬内也。痰居其中，生长则易，剥散则难，如寇贼之依山旁险，蟠居一方，难于剿伐。良由土弱湿胜，水亏木旺，木旺则火升，刑伤肺金；脾之湿火，肝之相火，交炽而互蒸，结为痰浊，溢于上窍，久而不散，结成窠囊。清气入之浑然不觉，浊气入之，顷刻与痰浊狼狈相助，壅塞关隘，阻碍气道，不容呼吸出入，而呼吸之气转触其痰，遂使气急如喘，痰壅咳逆，涎涕交出，状若伤风。推测病情，总由浊痰随火而上乘，所谓火动则气升，气升则痰升，丹溪所云气有余便是火。夫痰饮为难治之症，而治痰饮结囊者更难。岂第窠囊之中，即肺叶之外，募原之内，顽痰凝结既久，若树之有萝，宅之有苔，附托相安，亦不易除。窠囊之痰，既始于浊痰随火上腾而成，虽当以治火为先，然治火不治其痰则无益，治痰不治其窠囊之痰更无益。治痰之法，曰驱、曰导、曰涌、曰涤，前人之法，不谓不详。至于窠囊之痰，任行驱、导、涌、涤之药，不惟拒而不纳，反致徒伤他脏。是故非攻击不破，宜用十枣汤以攻逐之。惟汤性润下，难达其所，改汤为散，使其布及窠络，直捣其穴，而无伤他脏之虞，并用葶苈以泻肺，佐以潜肝之火以降气，务使左升不致太过，右降得以有权，肺中之浊痰解散下行，从前后二阴而出，窠囊得破，则痼患庶几可图矣。

（编者注:“窠囊”说，前人曾有记载，《寓意草》论述较详，金氏又有发挥。）

胃病浅说

中脘象地，胃居于中，主乎藏纳，为六腑之总司。胃气和，纳食增，气机健运则中土无戕贼之害。如热入于胃，胃火烁气，脘嘈易饥，所谓有火无物不消，是以愈食愈嘈也。胃既有寒，则流行之气易阻，升降之气易滞，上下既有不通，中脘遂为痞塞，清阳窒郁，浊阴凝聚，留蓄中焦，阻碍气机，胃脘作痛，甚而泛水，脘宇满闷，嗳气不畅，痛久入络，延及胁肋，痛及于背，或呕而不便，或消化不灵，或为脘胀，所谓九窍不和，多属胃病。胃宜柔则和，腑以通为用，胃气和则亢阳不为升腾，腑气通则热邪不致留恋。通六腑之机窍，端在利滑，机窍通，则氤氲之积滞亦可随而下行。盖脏病宜藏，腑病宜通，若不通降胃腑，则肠胃传导失度，升降愈窒愈滞，故四时百病，皆以胃气为先。而治痛之通套，不外乎疏运耳。

泄泻证治

脾主健运，胃主受纳，脾宜升则健，胃宜降则和。东垣大升阳气，其治在脾。脾胃健运，则水谷充旺，资生有本。如若中气失运，砥柱无权，虚实混淆，升降逆乱。清阳少升，大便或溏或泄；浊阴少降，脘腹或痞或胀。中焦升降益窒，下焦传导益阻，脾胃失调，气机亦阻，脘满腹痛，输运失度，清浊不分，遂成泄泻。胃为阳土，脾为阴土，胃阳赖脾阴以濡之，脾阴藉胃阳以煦之，所谓脾胃相为表里，而为后天生化之源。调治法程，当鼓舞中焦，调益脾胃，扬清激浊，调和升降。如肠胃有滞，则宜通宜消，盖腑病以通为用；若脾胃有虚，则宜补宜清，因脏贵藏而不泻。气已下陷，若再行其气，后重岂不更甚？阴苟消亡，若再通其滞，津液岂不愈竭？设若胃阴伤、胃液耗，中阳式微，当以振作胃气，参用益火生土，使后天生气日旺，纳谷日增，则阴津庶可充长，气营庶几渐充。

痢疾论治

痢之为病，虚实各殊。先泻后痢，脾病传肾。夏秋得此，初病多实多湿；病久得此，每多虚多寒。久病脾伤及肾，阑门清浊不分，清气不升，气虚下陷，气伤及血，痢见红色，肠失关闸，痛痢无度，纳食不振，里急后重。脾为万物之母，肾为万物之元，脾肾两经，关系根本，多泻则脾伤，多痢则肾伤，脾肾俱伤，根本俱竭。命火无薰蒸之力，坤土无健运之司，则关闸从何而固？泄痢从何而止？火者土之母，虚则补其母，益火以助转运之机，补土以助出纳之权，益火生土，是为必要，务使火强，则转运不息，而升降自如。是以益气固脱，藉此止泄止痢。

阳黄论治

湿热成黄，气郁失舒，湿属粘腻之性，困于脾、阻于胃。久困不化，悉化为痰，痰流于络，络气阻遏，不通则痛。而痛在右胁肋下，显然太阴脾络，惟肝脉布胁肋，痛既在胁，乃肝络亦有关系也。中焦既有蓄湿，则清阳无以旷达，清气少升，升降为之阻碍。厥阴气旺，则胃土日受其害；运行失和，而纳谷为之索然。脾阳窒钝，水谷之精微，易于蒸湿而成黄矣。表里不和，则有寒热见端，气血失畅，脘宇时或胀痛。治法大旨，清热利湿，两和肝脾，务使脾运气畅，则湿邪不攻而自罢，木土调和，则营卫不治而自和。

臌胀论治

从来遍体肿胀者为易治，而单单腹胀者为难治。遍体肿胀，无非风水之邪，单单腹胀，系由脾气衰困。虚实之判，奚啻天壤，实者可施峻剂，虚者难胜攻伐。盖虚证难进攻伐，尽人知之，而虚者不可投补，则人多未知也。然非谓虚者不可以投补，而单腹胀者，则不可以投补也，何也？腹大如鼓，筋露脐突，胀势蔓延，牵连季胁，补之适足以助其邪气，邪气日盛则正气日衰，故曰虚不可补也。况脾虚不能燥湿，中脘痰湿必胜，人之脾土，全仗肾中真火熏蒸，得能运输健旺而纳食强盛，散精归肺，调达裕如。如肾火一虚则土失所生而熟腐失职，脾气日困，臌胀之势成矣。故当壮水中之火，调郁滞之气，务使火旺则土健，气调则胀消。且肾司开合，如阳微阴盛，合多而开少，则水聚而为肿也。《内经》云：肾者，胃之关也。关门不利，故聚水而从其类。古人立法，既属脾肺，亦每兼治其肾者，是即益火之源，以消阴翳者也。

水 肿 谈

肿属于脾肺者何耶？夫足太阴脾，能以转输水谷于上，手太阴肺，是以通调水道于下，运转自如，则海不扬波。惟脾肺二脏之气不运，则胃中之水日蓄，浸灌表里，无所不到，是则脾肺之权可不伸耶？然其权尤重于肾者，盖肾，胃之关也。胃为水谷之海，水病无不本之于胃也。肾司开合，肾气得阳则开，阳盛则关门大开，水直下而为消，肾气得阴则合，阴盛则关门大合，水凝结而为肿。经云“肾本肺末”，相传为言，然则肿乃脾肺肾为三纲也。使肾气收摄，则水不至泛滥。肾与膀胱相表里，俾膀胱旺则气化自调而水道自利矣。

治 气 三 法

治气之源有三：一者清肺，肺清则周身之气肃而下行；一者清胃，胃清则胸中之气亦能下降；一者清膀胱，膀胱之气清则能吸引肾气之收摄。气清源洁，以复运行之常，而收和平之功。

浅谈治风先治血

血乃有形之物，灌溉百脉，筋得血而能伸，足得血而能步。血虚则十二经脉咸失其养，不能灌养经络，经脉空虚，或痛或痹，血不养筋，指节为酸。有形之血既伤，无形之气亦阻，气不充络而致络阻，血不养筋以致血滞，经络既形不足，风湿乘虚为痹，风淫末疾，或为手足不仁，或为关节酸痛，故曰：治风先养血，血行风自灭。

论 中 风

风为百病之长，乃天之阳气也。风胜即能化火，阳动亦能化风，火僭于上，致令目窍上视，风入于络，遂使经脉抽挛，而为痉厥之状。风者善行数变，一身脉经均受其邪，火为熏蒸之气，清阳机窍咸被其蒙。风阳迫伤阴液，则越而为汗，风火灼伤气液，则滞而为痰，痰火入胃与风相乘，口角为之㖞斜，牙关为之紧急，外风之盛已见，内升之邪不息。通治之法，亟当缓肝之急以熄风，咸寒介类以潜阳，清火祛痰，开窍宣闭，亦为至要也。

膀胱气化小议

膀胱者，州都之官，津液藏焉，气化则能出矣。膀胱者，肾之腑也，肾气足则膀胱气化通利，肾气亏则膀胱气化窒阻，不利而为癃闭，不约而为遗溺。究其原委，膀胱之气阻，半由肾元之不足，半由湿浊之壅聚。湿为阴邪，随气下注，关键为痹，气道为塞，致令小溲频数，甚而遗溺失禁。肾司二便，下元不足则气摄无权，或为遗沥，或为失禁，肾虚是本，湿聚是标。调治法程，治本为宜，治标为急，主次之间，不可不顾。

耳鸣析

经云：肾开窍于耳，肾虚则耳鸣，理势然也。而不知心肝胆窍亦附于耳络，心阳亢，胆火炽，亦有耳鸣见端。有因肾水不能涵甲木，木火上扰于清窍者，有因肝阳煽动内风，蒙蔽于听宫者，当分而析之。

奇经八脉为病说

奇经八脉，隶属下焦，下焦者，肝肾也。肾阴不足，下元不振，八脉失固，奇经无以附丽，月事不以时下。八脉者，跷维冲任督带也。阳维主外，为病苦寒热；阴维主内，为病苦心痛。冲脉为病经事早期；带脉为病带下频多；冲任之脉，皆行于腹，冲任为病腹笥䐜胀，冲任无资，月事停期。督脉行于背，督脉为病脊强背张，此奇经八脉之为病也。然冲脉亦隶属于阳明，胃气虚则冲脉失荣，是以经少带多。冲脉动则气火频升，收摄无权，是以经来为崩。有孕而胎漏者何也？肾阴亏则肝动，肝动则冲任之气亦动，冲任动则血不能涵养其胎而胎漏作矣。

多产致病论

产育过多，气血两亏，肝肾营损，连及八脉，阴虚则阳无以潜，血虚则气无以附。水虚于下，腰痛乏力；精失于上，头晕目眩。血虚液涸，冲任无资，奇经俱受其害。气不帅血，血液空虚，营养灌溉失司，以致面白无华，心悸肉瞤，寐不安恬，经络掣痛。血燥则生风，风胜则燥，燥胜则干，大肠液涸，更衣为难。血虚风胜，上扰清空，是为头痛。多产伤血，阴从下耗，阳从上越，气血既形不足，上下流行窒碍，左右道路阻痹，病出多此，殊难缕述也。

证原杂谈

头为诸阳之会，又系清空之窍，精液有亏，肝阴不足，血燥生风，风阳上乘，络窍被蒙，此偏头痛之由来也。

内夺而厥，则为喑痱。内夺者，谓精血之枯槁，喑痱者，为中风之形状。

身半以上肿属风也，身半以下肿属湿也，风湿相搏，一身尽肿。

目窍干燥是肝家之燥火，目窍昏糊是肝家之风热。

风性轻清，可从表解；水性重浊，须从里泄。肺气不能通调水道，脾家不能运行水谷，以致机轴阻滞，腹笥为之胀满。

脏阴虚而腑气实，肝木旺而脾土困，气血痰湿壅阻为痹，酿成臌胀之患。

痛甚于少腹，当责乎肝，泻剧于阴分，必责乎脾，木土同仇，显而易见。

烟酒有害论

烟有辛燥之气，最易耗气伤肺，肺伤则气失清肃，黄钟失韵，致有咳呛失音之患。酒有暴烈之性，亦能耗神伤血，其气热，主乎消铄，先入肝胆，胆火猖炽，气失潜降，肝阴被劫，血失宁静，易有逆升吐血之变。况酒性有湿有热，湿伤脾，则生饮，痰饮易于蟠聚；热伤肺，则生咳，咳喘易于发生。久虚不复，肺伤及肾，肾为水脏，肾水一亏，则五火猬集，销铄气营，故有吸烟耗气，嗜酒伤血之论也。

论保赤万应散

小儿初病易除，原无七情六郁之感，只有寒热食水四症，一切大病俱由此四症而起，当早治之，庶无后险。此药不损脏腑，不伤元气，能治急惊，风痰涎盛，两肋攻痛，嘈杂呕吐，宽胸膈，消乳癖，能化积聚食痫，诸疳泻痢及肚大颈细，咽喉不利，大便酸臭等症。每服二、三厘，稍加白糖，滚水调服，至重者不过五厘为度。痰积于胃，吐之而愈，痰凝如胶，便之而痊，立效如神，永无巨症之患矣。

生南星一两，镜面朱砂一两，净巴霜六钱，焦神曲一两半，右药各研细末，瓷器收贮。巴豆去衣将仁研烂，用纸重压出油，再换纸压，无油为度；南星淡水漂，春季二天、夏季一天、秋季二天、冬季三天。

做药工人须用甘草汤洗手。

医案选按

风　温

案一　风温由皮毛而入肺，秽浊从口鼻而入胃，前用辛凉透皮毛以解风温，芳香宣阳气以逐秽浊，汗泄蒸蒸，在表之风温渐从汗衰，大便频频，在里之秽浊渐从下夺。而舌苔仍形黄腻，其中尚有浊邪，诊脉象依然数大，上焦犹有风热。风为阳邪，鼓荡肝阳，阳升于上，耳窍为鸣，风淫末疾，指节为酸，阳动则心烦，热炽则唇燥，胃气尚窒，纳谷未增，病邪专在气分，气郁渐从火化，大旨似宜前辙，以芳香轻扬法。

羚羊角　连翘　山栀　钩钩　鲜石斛　滁菊　丝瓜络　橘红　佩兰叶　瓜蒌皮　郁金　桑叶

按：风温袭受，在外之表邪，已得汗泄而解，在内之秽浊，亦从下夺而退。惟脉仍数大，上焦风热未撤，纳谷不增，胃家气机尚窒，病之重心，专在气分。气郁则化火，火升则阳动，故治法轻清宣气，芳香苏气，气机通畅则内外流行，而诸症可去。羚羊角一味，取其有散风清热之功，当时货源较多，价亦不贵，故恒多用之。

案二　咳呛已有一旬，身热亦见七日，表邪有余，终日热不离体，阴分不足，统夜热甚于肢，每日咳呛有一二十声，每夜身热无片刻之凉，胃纳较昔减去一半，隔时热中又见畏寒，左脉浮数而大，右脉滑弦而数，舌苔薄白，唇口干红，表中之风非辛凉不解，里中之热非甘凉不泄，调治法程，姑仿其旨。

连翘　玄参　桑皮　丹皮　杏仁　蛤壳　川石斛　山栀　薄荷　菊花　橘红　竹茹

二诊：身热已有退舍，咳呛未见减去，有声有痰，肺燥脾湿，口舌唇红，湿蒸热腾，胃纳仍然减退，更衣依然通利。左部脉象搏指而大，一由肝火有余，一由肾水不足；右部脉象弦滑而数，半由肺金多燥，半由胃土多湿。燥火上炎为咳逆，湿热中焦为嗽痰，夏令湿火用事，治法务在潜火，气火一降，咳逆日缓。

铁皮石斛　菊花　秋石　玄参　杏仁　芦根　冬桑叶　苡仁　丹皮　橘红　地骨皮

三诊：预拟廓清肺胃标病，藉以潜育肝肾本病。

粉沙参　青蛤壳　知母　玄参　丹皮　茅根　川贝母　铁皮石斛　橘红　秋石　菊花　甘草

按：叶天士曰“温邪上受，首先犯肺”，肺失清肃，咳嗽有矣。脉见浮数而大，舌苔薄白，可见表证未解，邪留肺卫。金氏治温病初期，病在卫分者，辄以辛凉解表法，主张“表中之风，非辛凉不解”，而内热之盛，亦宜甘凉以泄之，此宗《素问·至真要大论》:“风淫于内，治以辛凉，佐以苦，以甘缓之”之旨也。复诊身热见退，惟咳嗽未减，良由肺金多燥，脾胃多湿使然，改方以泄火清金为主。三诊廓清肺胃，兼顾其本，前后用药，粗看似觉驳杂不纯，但实为经验之方。

案三　时感风温，逗留肺胃，外达皮毛，发现斑痧，内郁气分，酝酿痰热，痰阻清肃，时或咳逆，热入肝窍，目眶癣痒，稚阴不足，病热晡剧，脉象浮数而滑，当用轻清宣泄。

羚羊角　连翘　黑山栀　钩钩　川通草　橘红　瓜蒌皮　象贝　忍冬藤　滁菊　白杏仁　竹茹

按：风温由皮毛而入，邪袭肺卫，肺失清肃，气郁酿痰，致有咳逆之患。邪不外解则渐入阳明，邪欲外泄则发为斑痧，稚体阴分不足，脉见浮数而滑，证脉合参，既非麻疹之热毒，亦非营分之斑块，显系时感之邪，化成斑痧之类，故其邪尚在气分，治以轻清宣泄，显在情理之中。

案四　大衍余年，阴液始衰，风温病将经月，咳逆反复蝉联。痰粘艰咯，肺气无肃化之权，唇焦齿干，胃液有枯槁之象，纳谷渐减则生机更耗也，大便窒滞是液燥使然也。五六日前一经大汗，真元已从外耗，脉象虽不空乏，重按均无神韵，舌中虽腻边尖光绛，证颇棘手，延防涸脱，虚多邪实，调治极幻。亟宜润燥生津以涤痰，存液执中平妥治之，未卜应否。

西洋参　粉沙参　玄参　旋复花　天冬　川贝母　麦冬　枇杷叶　浮海石　燕窝根　糯稻根　橘红

按：风温经月，咳逆缠绵，曾经大汗，阴液耗伤，唇焦齿干，胃液已见枯槁，纳谷渐减，生机日形匮乏，证候系虚多实少，病情将内涸外脱。金氏以润燥生津为急，用三参养阴益气；二冬滋润生津；枇杷叶、糯根须清养肺胃；川贝母、浮海石清肺化痰；咳久肺伤，燕窝根颇宜；痰粘气滞，旋复堪用，方药总以救肺胃之阴，增肺胃之液，证虽棘手，理法可师。

暑　温

案一　天暑地热，经水沸溢，上见吐衄，下见崩漏，血去之后，营阴大耗，暑热乘虚羁入营分，是以身热暮剧，口渴引饮，肝阳乘扰阳明，烦闷气逆懊侬，脉象左部弦芤，右部大小不匀，当用清营通络，佐以潜阳平木。

犀角尖　鲜生地　赤芍　粉丹皮　连翘　黑山栀　橘红　参三七　广郁金　石决明　牛膝　白茅根

按：暑热伤营，血热妄行，热甚伤络，上有吐衄，下见崩漏，加之热灼津伤，口渴、胸闷、懊侬、气逆等症相继出现。但脉象弦芤不匀，并不沉细。治法清营分之热以通络，潜肝阳之亢以平木，药用犀角地黄汤清营凉血，参三七去瘀生新，白茅根之清热，牛膝之引血归经，决明平肝潜阳，山栀清火除烦，急则治标，良有以也。

案二　热蒸营分为疹，热蒸气分为痦，夫一疹一痦尚不足以去邪，为日已有一旬，正气有所不逮，神识昏，谨防内闭，手足抽，又虑外厥，脉弦滑而数，舌淡绛有刺，热证以津液为注重，治法以甘凉为扼要，加轻清之品以宣肺气，参灵介之类以潜肝阳。

西洋参　玄参　胆星　羚羊角　连翘　芦根　熟石膏　知母　石决明　钩钩　淡甘草　竹沥

二诊：痰阻碍气分，热迫入营分，津为邪所耗，液为火所烁，唇焦齿燥，舌绛口渴，神识有时昏糊，语言有时错乱，最关系者早暮不寐，邪由此不潜消，风由此有炽动，顷刻便下甚多，时常汗泄不少，左脉细弦而数，右脉小滑而数，治当清邪承阴，参用泄风潜阳。

羚羊角　生地　石斛　茯神　桑叶　菊花　川贝　郁金　钩钩　橘红络　西琥珀　竹叶卷心

三诊：暑风伤气，湿痰阻气，肺火失降，胃失通行，胸脘痰滞，颈项痦泄，为日二旬，气阴受伤，左脉数大，右脉数滑，舌干燥，口喜饮，甘凉生津，咸寒存液，兼宣无形之气，以涤有形之痰。

冰糖煅石膏　银花　玄参　杏仁　甘草　枇杷叶　粉沙参　茯神　竹沥　连翘　橘红　苡仁

四诊：白痦渐次而回，身热复觉增剧，气火上凌，咳呛频仍，湿热下注，泄泻并作，寐不安宁，痰不爽豁，舌质黄腻，根底带灰，左脉疾大，右脉疾滑，病起三旬有余，邪势尚见鸱张，恐力不胜任，殊为棘手也，涤膈上有形之痰，清肠中无形之火。

羚羊角　胆星　橘红　扁豆衣　鲜石斛　竹沥　杏仁　葶苈子　茯神　苡仁　淡甘草　煅石膏

按：该案先后四诊，病程较长，其势亦重，非但未见好转，且有日益加重之象。虽有痦疹，不足以去其邪；泄泻并作，未足以去其热，正虚邪盛，内风煽动，神昏痉厥，相继而来，脉弦细数而滑，苔黄燥灰带绛，病越一月，邪势鸱张，内闭外脱，不得不防，金氏首用辛凉透热，继用甘寒救津，并以清营解毒之剂，方以白虎汤、羚羊钩藤汤加减，堪称合拍。案云：“热症以津液为注重，治法以甘凉为扼要”，寥寥数句，道出了金氏治疗温病重视保津养液，以及善用甘凉之品以生津液的学术特点和经验。

暑　湿

案一　暑湿久伏于内，复加风寒袭表，中腑兼有食滞，气机失宣。始患寒热似战，欲疟欠达，邪无发泄，蕴逗阳明，阻气化热酿痰，中脘窒滞不通，二便俱涩，气逆口渴，夜少安寐。风性轻清，善走皮毛，所以遍体发现似斑非斑，似疹非疹。一昨复见寒热，无非风邪尚留表分，顷诊脉象浮滑而数大，舌质白腻带黄而尚润，身体并不酸楚，神识亦不烦躁，可见卫有流通之机，营无邪热相干，当用清气宣腑为要务，泄热利痰为佐之。

淡豆豉　黑山栀　银花　铁皮鲜石斛　陈枳壳　连翘　瓜蒌皮　丝瓜络　酒炒黄芩　莱菔子（炒研）　橘红　竹茹

按：暑湿久伏，新感引发，邪在表分则寒热似战，邪留阳明则化热酿痰。中挟食滞，二便俱涩，内外相应，表里同病。惟舌苔白腻，虽带黄而尚润，而神识亦不昏烦，脉象浮滑而数大，由此可知，热邪未入营分，见症尚在气分为多，故治法以清泄气分为要务，余如利痰宣腑，表里双解。此案虽有类似斑疹之见，但不拘于此，据以舌不干绛，脉不细数，神不烦躁，明确指出：“营无邪热相干”，判断老练，洵非易事。

案二　暑为熏蒸之气，湿为氤氲之邪，二者皆伤气分，气郁渐从热化，由气而入营，所以疹痦赤白并现，遍体磊磊密布，身热蒸蒸如燎，烦扰少寐，粘痰欠豁，纳废便秘，唇燥舌干，脉象左数右滑。病邪专在肺胃，阴液已受戕伤，时当炎暑逼迫，诚防逆传迁变，第其表邪尚实，未便专顾营阴，治以辛凉解肌，甘寒清邪。

连翘　黑山栀　薄荷叶　橘红　知母　鲜石斛　瓜蒌皮　象贝　杏仁　益元散　丝瓜络　石膏

按：叶天士云："长夏湿令，暑必兼湿，暑伤气分，湿亦伤气。"暑湿之邪，皆伤气分，蕴扰肺胃，留恋气营，以致疹瘖互见，身热如燎，烦扰少寐，此阴耗液伤，心营暗耗之象，此时治法以清暑化湿养阴清营为宜，但因"表邪尚实"，宗叶氏"入营犹可透热转气"之旨，故未便专顾营阴，以辛凉解肌，甘寒清邪为务，方取银翘散、白虎汤意而化裁之。

案三　稚质懦弱，阴常不足，阳常有余，理势然也。阴虚则热炽，阳亢则痰旺，当此炎暑蒸迫，体虚难胜时热。热者暑邪也，暑者必挟湿，暑先入心，以助君火，湿先入脾，以伤气分，气失输运，热迫旁流，大便为之泄泻，小便为之欠利，为日已多，阴液受伤，致令口渴索饮，神疲嗜卧。邪热炽盛，肝阳煽动，所以目窍少泪，手指时厥，顷视舌苔薄白，摩之并不枯燥，诊得关纹青紫，尚未越出辰位，借此两端，犹有一线之机耳，急当渗泄气分以和脾，佐以宣化热邪以平肝，药取甘凉轻清，庶不耗伐生气。

霍山石斛　益元散　茯神　连翘　钩钩　青蒿子　葛根　於术　六神曲　车前子　莲梗子

二诊：身热已退，病有转机之兆，胃纳未增，脾失苏运之司，关纹尚青，脉形犹数，稚体阴虽欠充，其中余邪尚留，仍宗前方出入，以冀缓图。

於术　扁豆　神曲　益元散（包）　连翘　橘红　姜半夏　青蒿子　胡黄连　砂壳　谷芽　鲜莲子

按：稚体阴虚，感受暑湿之邪，邪热炽盛，肝阳煽动，以致神疲嗜卧，手指时厥，治以清气泄热，平肝和脾之法，服后身热见退，诸症好转。惟余邪未清，胃纳未振，仍宗前法调理，以善其后。案中有："顷视舌质薄白，摩之并不枯燥，关纹青紫，尚未越出辰位，借此两端，犹有一线之机耳”，可见其诊断之细心，判断之老练。

案四　大凡六淫之邪多乘隙而袭，真元之虚不言可喻。暑邪从阳而亲上，故上先受之，湿邪从阴而亲下，故下先受之，暑邪无形而居外，湿邪有形而居内，上下内外之间邪相搏击，内则邪郁而酿痰，外则邪泄而酝疹。疹中又现白痦，痦从气化，疹从营出，可见邪已充斥气营。营分既受邪累，肝阳安能镇静，阳炽风动，两手为之抽掣，气阻痰迷，两目为之露睛，寐欠安适，略有错语，亦是痰浊蒙蔽风阳之升越。病起旬余，热不开凉，阴液由热而内耗，阳津由痦而外伤，如再迁延，二气恐相失纽，内闭外脱，不得不防在先。顷诊脉象，左部弦动，人迎独大，右手滑数，重按带促，舌中绛燥，根苔腻白，咽喉略形起腐，口渴时或引饮。亟当甘凉救肺胃之阴液，以拯上炎之危；佐与咸寒清肝胆之阳火，以制内风之动，而痰浊之炽盛，须加宣肃上焦，庶免顾此失彼之虑，证属棘手，录方请政。

西洋参　麦冬　玄参　香犀尖　鲜生地　丹皮　鲜石斛　羚羊角　益元散　青黛拌茯神　竹沥　牛黄清心丸

荷花瓣煎汤代水

按：暑温挟湿，上下受之，内外搏结，充斥气营，并已化痦化疹，酿痰蒙蔽清阳，出现两手抽挛，露睛糊语。此际症状，显系痰迷心窍，肝风内动之危候，若不用甘凉清热，何能熄上炎之火邪，设不施咸寒重养，何以制内风之煽动，而痰浊之盛，亦宜宣化。处方以犀角地黄汤去芍加玄参以清营解毒，洋参、麦冬、鲜斛以养阴生津，茯神宁神，竹沥化痰，并加羚羊角清肝解痉，益元散清暑利湿，另配清心丸宣闭开窍，更妙在荷花瓣煎汤代水以清暑热。证虽棘手，药颇周到，深合治温大法。

湿 温

案一 风暑湿三气合而成热，热阻无形之气，灼成有形之痰，清肃失司，酿成咳呛，热蒸肺胃，外达皮毛，所以斑疹白痦相继而发，点现数朝，遍体似密非密，汗泄蒸蒸，肌腠热势乍缓乍剧，脉象左部数而带软，右手滑而不疾，舌质白而尚润，似见绛燥，真元虽虚，病邪尚实。所恃者肝阳渐熄，两手抽掣已缓，所虑者疹发无多，邪势未获廓清，如再辛凉重透，尤恐助耗其元，若用甘寒重养，不免助炽其邪，兹当轻清宣上焦之气分，务使余邪乘势乘隙而出，略佐清肃有形之热，以冀肺气不致痹阻，录方列，即请法政。

连翘 黑山栀 鲜石斛 橘红 丹皮 益元散 通草 丝瓜络 胆星 瓜蒌仁 银花 天竺黄 活水芦根

二诊：白痦渐次而退，身热尚未开凉，但汗泄蒸蒸未已，而胃纳淹淹未增，脉象左关仍形弦滑，右寸关部亦见如前，舌腻苔白，口觉淡味，其无形之暑邪已得汗解，惟有形之湿邪难堪汗泄，毕竟尚郁气分，熏蒸灼液酿痰。痰为有形之物，最易阻气，所以中脘犹觉欠畅，清阳为痹，下焦亦有留热，腑失通降，是以大便艰难，为日已多，阴液尚未戕耗，痦发已久，真元不免受伤，当此邪退正伤之际，攻补最难措手。论其湿之重浊，原非一汗可解，前经热多湿少，主治不得不专用清凉，顷已湿胜于热，录方未便仍蹈前辙，兹当芳香以苏气，淡味以宣湿，然湿中尚有余热，略佐清化其热，庶免顾此失彼之虑。

连翘 扁石斛 通草 滑石 苡仁 鲜佛手 瓜蒌皮 赤芍 银花 广郁金 佩兰叶 姜竹茹

三诊：白痦已回，热有廓清之机，大便已下，腑有流通之兆，胃纳尚钝，中枢失转运之司，舌苔犹腻，湿浊无尽彻之象，但湿为粘腻之邪，固属纠缠，蒸留气分之间，最易酿痰，脉象左关仍弦，右关尤滑，余部柔软少力，病起由于暑湿化热，必先伤于阴分，然病久耗元则气分亦未必不伤，阴分一虚，内热易生，气分一亏，内湿易聚，热从阴来，原非寒凉可解，湿从内生，亦非香燥可去。刻下虚多邪少，理宜峻补，无如胃钝懈纳，碍难滋腻，当先醒其胃，希冀胃气得展则真元自可充复，而阴液亦可滋长，先贤所谓人之气阴依胃为养故耳。

豆卷　绿豆衣　云茯苓　广皮　仙夏　广郁金　佩兰叶　佛手　川石斛　赤小豆　砂壳　稻苗叶

按：湿为重浊之邪，性属粘腻，原非一汗可解，湿热相结，留恋气分，化疹化痞，邪亦未彻，此案现存三诊，从案语中："如再辛凉重透，尤恐助耗其元"之句来看，以前当有初诊，并可测见首方以辛凉透邪，继之用清宣上焦气分之法，总以清热透气为治。然湿邪逗留气分较久，偏热偏湿，挟痰挟食，亦须随证而异。案云："前经热多湿少，主治不得不专用清凉，顷已湿胜于热，录方未便仍蹈前辙，药当芳香以苏气，淡味以宣湿，然湿中尚有余热，略佐清化其热"。此段文字，对治疗湿温的基本法则，作了概括性的叙述，颇有实用价值。至于对该例患者，认为"热从阴来，原非寒凉可解；湿从内生，亦非香燥可去"，故在已获效验的基础上，"先醒其胃"。须知湿温之证，阳明必兼太阴，盖因脏腑相连，湿土同气，故以健脾苏胃。盖胃气得展，则真元可复而阴液可充，这种养胃为主的方法，是金氏治疗温病后期经常采用的一种措施，旨在扶后天生生之气，促使病体康复。

案二　大衍余年，真阴始衰，凡人气以成形，赖气机输运得宜，畅胃无阻愆之患，何病之有。述症先由情志之碍，继受暑湿之感，暑为无形清邪，必先伤其气分，湿为有形浊邪，亦能阻于气分，气阻邪郁，渐从热化，热炽蒸蒸，蔓延欠解，外攘酿痞，内扰酝痰。上焦清肃失行，清阳蒙蔽为耳聋，下焦健运失宜，热迫旁流为便泻，痰热占据乎中，升降格拒为脘满纳废。病起两旬有余，阴液为邪所击，前经汗出过多，阳津为汗所伤，肝阳素所炽盛，阴火似欠潜藏，阴液阳津俱伤，肝木无以涵制，每交子丑之时，肝阳上乘清窍，致令巅热，内风淫于四末，遂使肢麻，阳明机关失司，遍体为之酸楚，窍络窒阻欠灵，舌音为之謇涩，顷诊左关脉象弦数，右寸关两部滑数，左右尺部俱欠神力，舌质满绛、中带黄色，咽喉窄隘欠舒，口渴而不喜饮，病属湿温，最属纠缠，治当清三焦之热邪，涤气分之痰浊，参入甘凉养胃以生津，介类潜阳以熄风。

连翘　银花　橘红　益元散　仙半夏　西洋参　通草　石决明　麦冬　丝瓜络　茯神　竹二青

按：湿温绵延，二旬有余，气阻邪郁，化热酿痞，清阳被蒙，致有耳失聪听，痰热踞中，遂使升降格拒。汗出过多，阴液不免受伤，肝木失涵，肝阳势必上亢，余如肢麻体酸，舌音謇涩，皆为窍络窒阻之象。热蒸酿痞酝痰，而有脘满瞀闷，此气分已受其伤也；舌质绛而中黄，口虽渴而不饮，此营分亦受其侵也。湿温际此，最为淹缠，因此前人有“剥茧抽蕉，层出不穷”之喻，金氏以“清三焦之热邪，涤气分之痰浊，参入甘凉养胃以生津，介类潜阳以熄风”，合清热、涤痰、养阴、熄风于一炉，而重心在于气分之宣泄，药似平淡无奇，然亦用心良苦。

案三　暑热化火，湿热酿痰，肺不宣，腑不通，病起两旬，大便一更，耳有痹鸣，足有酸楚，纳食如废，昏沉若寐，舌苔黄腻，咽干喉燥，脉象弦细，重按带滑，邪乘虚而入阴，痰随气而阻络，治宜轻扬宣泄，务使肺气通化，熏蒸之气则从外泄而汗出，柔浊之痰则从下行而便趋。

霍山石斛　丝瓜络　广橘红　银花　栝蒌仁　滁菊　空沙参　白杏仁　连翘壳　益元散　竹二青　芦根

按：湿温二旬，邪留气分，证见肺气不宣，胃腑不通，湿阻清阳，耳为失聪，湿阻气络，足有酸楚，舌苔黄腻，已有化燥之象，昏沉若寐，似为痰浊蒙蔽，治法以轻清宣上焦之肺气，肺主一身之气化，肺气通化，升降得宜而上通下达，诸恙自可减退，药用银翘散加减，并以益元散清暑利湿，竹茹、橘红和胃利气，石斛养阴，蒌仁顺腑，药取轻清，是其长也。

案四　病势已久，痦发亦多，真阴大有戕伐，虚阳焉能退舍，阴虚阳亢，热无休息，脉象左大右数，舌质根腻尖光，当用参麦养阴，三甲潜阳。

石决明　鳖甲　龟板　白芍　麦冬　甘草　西洋参　丹皮　银花　豆卷　橘红　糯稻根须

按：此案言简意赅，理法兼备。病属湿温，为日已久，痦发虽多，邪未能彻，无形之热邪不息，真阴岂不戕伤？有限之津液日耗，阴虚阳亢必然。吴鞠通谓："热邪深入，或在少阴，或在厥阴，均宜复脉。"金氏以三甲复脉汤加减，取复脉育阴，灵介潜阳，以防痉厥之渐，而冀退热存津。透热转气，以银花、豆卷兼之，养育胃阴，以洋参、糯须顾之，遣方用药，深得治温要旨。

伏　暑

案一　伏邪久羁，风寒暴袭，加以饮食之滞，扰动湿浊之痰，风寒伤及流行之经络，食滞窒其升降之气机，邪郁气郁，化火化热，援引肝胆之风，扰动肺胃之痰，忽有昏乱欲狂，忽有抽掣欲动，表气开，汗出沾衣，里气阻，脘闷作嗳，胸腹一带疹点透露，大小二便俱见窒滞，左脉搏指而带弦劲，右脉数大而兼弦滑。天气燠热，必有大雨，人气烦热，必有大汗，汗多防厥，厥来防脱，欲求神清气爽，务必目睫安睡。清肺胃有形之痰火，潜肝胆无形之风阳。

羚羊角　滁菊　桑叶　茯神木　石决明　钩钩　连翘心　山栀　芦根　真细珀　橘红络　竹茹

二诊：昨诊脉象，适值昏乱狂躁，脉不平静，颇有数大，今诊脉象，正在神清气爽，左手弦劲，右手滑大，昨夜达旦，寤不肯寐，汗虽出而未见滂沱，疹虽露而未获畅布，外感之风寒已从表汗而外解，内蓄之痰火仍阻气分而内郁，壅滞阳明之府，扰动少阳之经，阳明者胃也，胃不和则卧不安，少阳者胆也，胆不清则寐不宁，舌红口渴，是阳明之热见端，耳鸣手动，是少阳之风征兆，治法清阳明燔灼之热，参用潜少阳掀旋之风。

羚羊角　石决明　滁菊　鲜石斛　钩钩　桑叶　龙胆草　丹皮　山栀　茯神木　竹茹　翘心　芦根

三诊：昨日前半夜，先厥逆后昏乱，迨至后半夜，先安寐后更衣，顷诊脉象，左手仍是弦劲，右手依然数大，按之均无神力，刻视舌苔前半尚形薄腻，右半犹见糙燥，扪之颇不润泽，胃中之津液已受戕耗，肝中之风阳未能扑灭，所下大便水多粪少，所见气逆咳多痰少，面色有时妆红，手指有时蠕动，膈上之痰未删，腑中之垢未净，今夜当虑变端，未便遽许妥当，录方存津养液，参用熄风涤痰。

羚羊角　桑叶　石决明　钩钩　白杏仁　滁菊　鲜石斛　丹皮　茯神木　胆星　竹茹　郁金　芦根

四诊：肤腠汗泄蒸蒸，热势渐渐和缓，在表之邪已衰，在里之火尚盛，火盛生痰，痰盛生风，风胜则津燥，火炎则液干，心神为火而不宁，肝魂为火而不藏，心悸胆怯多恐，指掣手抽少寐，左手脉搏指弦劲，右手脉柔软滑数，舌或糙或润，苔或白或灰，唇尚焦，口尚渴，一身之真阳为邪所耗，一身之真阴为火所烁，三焦之郁热尚未廓清，六腑之积滞犹未尽化，法用甘凉存津养液，参用介类潜阳息风，涤痰当不可少，化滞尤不可废。

霍山石斛　石决明　龙齿　羚羊角　牡蛎　滁菊　竹茹　佛兰参　冬桑叶　郁金　茯神木　胆星　瓜蒌仁

五诊：左脉弦劲未退，风阳尚有煽动，右脉滑大未尽，痰火犹有炽盛，舌根灰白带腻，舌尖淡绛而滋，寐中多梦，寝中少宁，身体乍有烦热，头面乍有汗泄，心空悸，脘嘈杂，阳津为火外迫，阴液为火内伤，肠腑之中，还有垢滞，传道失其常度，更衣不复续下，仍用甘凉法存津养液，参用介类品潜阳熄风，津液复风阳熄，则痰火自化，垢滞自下。

西洋参　龙齿　桑叶　石决明　羚羊角　滁菊　陈胆星　瓜蒌仁　川贝　云神木　霍山石斛　梨子　竹茹

六诊：病有退无进，症有减无增，肝中之风阳虽熄，胃家之痰火未去，阴阳遂为错乱，寝寐遂为梦扰，肠间还有宿垢，血液易燥；脘宇犹有亢阳，气津易结，口渴而思饮，舌黄而带燥，左脉胜于右脉，右脉缓于左脉，弦数之势未退，滑大之形犹见，病日虽多，元阳尚敛，厥脱之患，或可无虑，育阴存津一定成法，潜阳熄风当不可少。

西洋参　石决明　丹皮　玄参　滁菊　知母　风化硝拌栝蒌仁　陈胆星　桑叶　竹茹　霍山石斛

按：该案前后六诊，系新感引动伏邪之证，加之食滞痰湿，互结其中，阳明胃府壅滞，少阳胆府不净，外感之风寒虽从表而解，内蓄之痰火却郁而阻气，疹点虽露，尚不足以透其邪，大便虽下，亦不足以去其滞。里热盛，生痰生风；火上炎，心神不宁。故而“昏乱欲狂，抽掣欲动”，“先厥逆，后昏乱”等阳动化风之状，纷至沓来，病势可谓剧矣。金氏抓住清阳明之热，熄少阳之风，并以涤痰化滞，甘寒存津等综合措施，终于使这伏邪重症转危为安。方用羚羊钩藤汤加减进退，或合洋参、石斛以养阴，或佐龙牡、决明以潜阳，并用胆星、杏仁以祛痰，亦以蒌仁、风硝以通滞，前后六方，用药二十九味，虽云药随证转，但能掌握重点，主次分明，因而收到病退症减，渐见痊愈之效。辨证分析精细，用药轻灵圆活，其中经验，足可效法。

案二　素耐烦劳，真阴暗耗，夏令暑湿交争，秋际寒燠不齐，人在气交之中，不免感受斯邪，迩因外感触动，即《已任篇》中所谓晚发症也。顷诊左脉躁动而大，右部滑数而大，舌质根边腻白，中灰光绛起刺，唇齿皆燥，渴不嗜饮，一身经络抽痛，遍体骨节酸楚，热如燎原，入暮更剧，烦冤瞀闷，神昏谵语，其有形之痰浊冲犯于包络，使神有余，则笑不休；而无形之热邪煽动于肝胆，使魂失藏，则害不寐。急当咸寒入阴，介类潜阳，甘凉润燥，芳香宣浊，俾得浊邪运出于毛窍，或可能转凶为吉，如再迁延，则阴耗阳动，昏愦痉厥奚辞，岂不亟亟乎哉？

犀角尖　鲜生地　连翘心　西洋参　羚羊角　鲜石斛　玳瑁　佩兰　辰茯神　石决明　竹茹　芦根

按：伏暑晚发，气道深远，证见热如燎原，渴不喜饮，烦冤瞀闷，神昏谵语，或笑而不休，时瘖不成寐，风热鸱张，营阴日耗，病情之危，于此可见。金氏一贯主张“凉润为燥热一定之治法”，故以甘凉润燥，咸寒入阴，介类潜阳，并与芳香宣浊以开窍，药从清营汤化裁，提纲挈领，深中病机，用药之道，恪守治温大法。

案三　伏暑内蒸，秋风外来，暑伤阴而化热，风伤阳而为汗，始而寒热如疟，继而纯热欠解，舌质光绛，口燥不思索饮，脉象小数，右部浮滑带大。风性轻清，似可从表而解，暑邪深伏，业已蔓延气营，肺失宣肃则周行之气皆阻，故遍体络脉掣痛，胃欠通降则输运之机被窒，故纳谷辗转不增，当用甘养胃液，参入清化热邪。

西洋参　麦冬　连翘　扁石斛　益元散　橘红　通草　钩钩　黑山栀　谷芽　青蒿子　荷叶

按：伏暑由新感而引发，身热不为汗衰，以致留恋气营，肺气失宣，胃腑失降，气阴已伤，阴津亦耗，治以甘凉清热，甘寒养阴，以达两清气营之目的。观其立法，寓祛邪于滋养之中，是以扶正而不恋邪；寄阳药于阴药之内，是以养阴而不碍胃，用药轻灵可喜。

案四　伏邪由秋入冬，延绵匝月之久，犹然寒热耳聋，其邪尚在少阳，渐至神识昏迷，亦是邪阻胆络，因胆为清净之腑，一经邪着，则神识似欠清爽，视其舌质不绛，决非邪蒙膻中，诊得脉象数大而滑，时或咳呛乏痰，便泄纳废，一派清气已伤，浊阴蟠聚，童体阴分素薄，如再迁延，将何以克当耶？胆为主表主里，非和解邪从何去，参入芳香之品，以宣浊而通气络。

西洋参　仙半夏　通草　辰茯神　广郁金　橘红　菖蒲　佩兰叶　柴胡　炒白芍　於术　桑叶　糯稻根须

按：邪伏少阳，寒热耳聋，是其验也。邪阻胆络，神识渐至昏迷，清气既已受伤，阴浊自然凝聚，但此时舌质不绛，脉象亦不细数，舌脉合参，病邪尚在气分，故案中有“决非邪蒙膻中”之语，此中辨证，深细可知。治法和解清泄，以小柴胡汤加减，暑必挟湿，参以芳香化浊，淡渗利湿，兼通气络为治。

案五　秋感触引暑湿，食滞壅阻气机，邪逐渐化热，食逐渐化痰。食非饮食之食，洵是瓜果，湿为有形之物，势必阻清阳之气，气不通则升降易窒，邪不达则流行易阻，气郁邪郁，化燥化火，无形之气热，外腾于皮毛，发为斑疹；有形之食滞，内阻于脏腑，酿成疼痛，疹瘖现于颈项，疼痛及于少腹，瘖不明，痛拒按，八日以来，二次大便，此非垢滞下夺，乃是热迫旁流，汗多而热不衰，转侧而寐不宁，噫嗳频升而不畅，浊痰溢泛而不出，舌质灰燥，舌尖红绛，左脉数滑，右脉促数，流利之气不通，则热不能衰，积滞之垢不夺，则热亦不衰，表汗多，再汗徒伤其表，里积多，急下亦可存津，仿用凉膈散法，可涤肠中有形之垢，可清膈间无形之热，一方皆可兼顾，庶无偏胜之弊。

制军　石膏　山栀　连翘　枳壳　瓜蒌仁　法半夏　橘红　羚羊角　竹茹　芦根　郁金　黄芩

按：暑湿由新感而引发，气机因食滞而壅遏，湿阻清阳，食滞化痰，内外交阻，表里同病。气郁邪郁，化燥化火，虽已瘖疹互见，邪未退而热未衰，即使大便得行，亦是热迫之旁流。噫嗳时升，浊痰踞中，显系里积未下，极而复上之象。表汗已多，毋用再表，里积尚盛，急当下夺，盖因上中二焦，热邪炽盛，肺胃二脏，宣导失职，故用凉膈散法，既能清膈间无形之热，又能涤肠中有形之垢，凉膈通便，一举二得。药能加减进退，随症施治。金氏常用凉膈散以清热通便，上中同治，每收良好之效果。

热毒发斑

案一　无形之酒毒流及营卫，有形之食滞阻遏肠胃，营卫阻则气血失于宣通，肠胃滞则升降失其和畅，血滞化热，发现斑块，气滞化热，遂成肿痛。腑气不运，更衣艰难，胃气不降，呃忒连声，前经吐红吐黑，不外嗜酒致伤，现见脐痛腹疼，定是宿垢积聚，红非阳络之血，黑是胃底之浊，斑非外感之风，肿是酒热之毒，无形之热毒逐渐由肝传胃，唇为焦燥，眶为红肿；有形之食滞毕竟由胃入肠，腹为鸣响，腰为痛楚。左脉窒郁不畅，右脉滑涩不匀，病状已有十日，增剧仅有半旬，实症何疑，舍攻奚就。

制大黄　枳实　厚朴　豆豉　大青叶　连翘　山栀　丹皮　桃仁　白茅根　忍冬藤　酒药二粒

（原注：服后下黑粪二次，呃忒即止，肿痛亦减。）

二诊：先吐粉红色，后吐灰黑色，所吐痰水粉红甚多，灰黑不少。粉红者，是酒热伤及胃络。灰黑者，是酒热伤胃底。不吐已有二日，得下连有数次，无形之酒热得吐而发泄，有形之食滞得下而外夺，胃中尚有未尽之酒毒，布散气血，流入脉络，四肢酸楚而肿，甚而发斑，肠中犹有不净之垢滞，阻遏升降，满腹鸣响而痛，遂使食废，唇齿焦燥，舌质干黄，阳明实火之兆；斑底紫红，斑顶焦黑，阳明血热之征。左脉弦而不张，右脉数而不滑，身热神清，无内陷之虑，呃止寐安，无外脱之虞，昨用承气汤似嫌太峻，今用清营法较为稳妥。

犀角汁　人中黄　大青叶　丹皮　白茅根　桃仁泥　忍冬藤　连翘　桑枝　丝瓜络　橘红络　竹茹

三诊：两手之肿，左轻右重，两足之斑，左稠右密，左面先起之点，有焦形；右面后起之点，见紫色。遍体酸楚，牵及四肢，卧不宁贴，常多转侧，脘宇自觉满闷，腹笥不知按痛，更衣欲下不畅，有似后重，左脉转形弦大，右脉亦见滑大，重而按之，仍形柔软，舌尖红刺不多，舌中灰黄尤多，阳明之热毒充斥营卫，阳明之垢浊阻塞腑道，胃津受伤，肠液亦伤，治法清血络之毒，参用涤肠腑之垢。

忍冬藤花　连翘　木防己　冬桑枝　钩钩　蜜炒枳实　桃仁　粉丹皮　白茅根　竹叶　红花染丝瓜络　生石膏　风化硝　竹茹　犀角汁

四诊：服二剂后去犀角、石膏、枳实，加西洋参、霍山石斛、山楂炭，接服二贴。

五诊：诸恙皆退，惟身体仍觉疼痛，大便时溏时结。左脉浮大尚存，右脉滑数尤烈。

当归尾　新绛　丝瓜络　忍冬藤　白芥子　全瓜蒌　伏苓　杏仁泥　风化硝　青礞石　炒薤白　枳实

六诊：服后病势减，再拟舒经通络法。

全当归　赤芍　羌活　防己　桂枝　杏仁　海桐皮　牛膝　石膏　炙草　姜半夏　野桑枝

按：酒能酿湿助热，故“酒客”恒多湿热内盛，而湿热积久，又能阻气败营，故一旦因醉呕吐，常易引致失血。本案酒热郁毒又加食滞于中，腑失通降，浊邪既不获下泄，则令下行之气，极而复上，故为呃忒连声，其病势之险恶，于此可以想见。设不急事下夺，以开一面，则邪无出路，势必内溃而终至不可收拾。故初方乘其元气尚能任攻，便绝不犹豫，毅然主用承气，下后，神清呃止而寐安，已无内陷外脱之虑，局势遂趋稳定，此后，三、四两方，涤未净之垢浊，并以清营和络，且兼养阴以善后。

伤　　寒

案一　初一晚先觉形寒头痛，旋即身体壮热，两手脉象沉细而迟，此少阴伤寒也。误投辛凉，逼阳外越，致面赤如脂，汗泄如雨，四肢冷过肩膝，势已危乎其危，用通脉四逆辈，冀回阳气于万一。

人参　附子　桂枝　白芍　干姜　当归　茯苓　甘草

二诊：昨方连服二剂，肢体稍温，汗泄未已，面色虽淡，而红未退，脉象未起，两尺更沉不应指，仍用前法，参入敛汗。

川附　干姜　桂枝　白芍　芪皮　牡蛎　龙齿　甘草　浮麦

按：金氏治热病，多宗叶天士温病学派，然因证而施，法取仲景《伤寒论》者也不鲜见，此案即其例也。少阴伤寒，元阳本亏，虽有表证，不可妄用凉剂，仲师温阳解表之麻黄附子细辛汤适可取用。此案前医误投凉散，里阳本亏，表阳复伤，以致阴盛阳越，汗泄如雨，面红戴阳，四肢厥逆，两脉沉迟，亡阳之象立现。金氏急以通脉四逆辈回阳固脱，拯危救急，药后四肢稍温，里阳得救，而汗仍不止，表阳未固，故二诊紧步前辙，加强固表敛汗之剂，内外阴阳协调，营卫和谐，方可化险为夷。

中　　风

病案　口角歪斜，偏在于左，手肢拘挛，亦偏于左，八月已见气升作厥，隔时又见故态复作，两旬来不食不便，半月间不寐不宁，真气不纳于下，痰火留滞其中，升降逆乱，呃忒连声，舌光无苔，脉滑少力，治法从瘖俳门着想，俾得效力，庶可苟延。

大熟地　苁蓉　法半夏　磁石　茯神　淡秋石　麻仁　淮牛膝　川贝　橘红　柿箬蒂　刀豆子

二诊：内夺而厥，则为瘖俳。内夺者，谓精血之枯槁，瘖俳者，为中风之形状，况两旬余勺谷不下，且半月来昏睡如寐，宗气愈伤，下元愈竭，时有气逆，时有呃忒，舌少苔，脉少力，仿瘖俳门地黄饮法。

大熟地　苁蓉　麦冬　茯神　麻仁　牛膝　淡秋石　川贝　橘红　法半夏　鲜稻头

按：《素问》云："内夺而厥，则为瘖俳。"此案为"中风"重症。证见半身不遂，口角歪斜，不食不便二旬，不寐不宁半月，呃忒频作，升降乖逆，下元枯竭已见，中焦痰火踞留，厥而舌瘖，脉滑无力，显系阴虚于下，虚阳上越，阴耗风动，上扰清窍，以致昏睡似寐，痰滞络阻，而成半身瘫痪。《临证指南医案》载："精血衰耗，水不涵木，木少滋荣，故肝阳亢。"方以地黄饮子加减，熟地、苁蓉滋养肾阴，麦冬、杞子补益肝肾，磁石镇逆，茯神宁神，牛膝补肾、而能引血下行，麻仁甘润、并有通便之力，刀豆、柿蒂和胃止呃，川贝、橘红清肺化痰，至于箬叶、稻头，为金氏常用于养胃阴之药，可谓方意周到，标本兼顾。

肝　　风

案一　水不足以制火，阴不足以恋阳，火沸阳升，掉头手振，心不交肾，坎不济离，怔忡不宁，寐寝不安，肝胆阳动，化火化风，循经入络，清窍蒙蔽，头痛筋掣，前连太阳，后达脑际，肝既偏亢，脾为受侮，中焦通降失权，纳谷为减，更衣为滞，所进式微，精液不获化气化血，留恋中宫，酝湿酿热，真阴日虚，浮阳日亢，阴虚则内热易生，阳盛则外热易炽。脉象细弦而数，两尺亦欠藏蛰，治当举其要纲，毋遑病杂缕治。

鳖甲　石决明　龟板　丹参　牛膝　桑叶　龙齿　西洋参　左牡蛎　白芍　橘络　滁菊

案二　初起头晕，仅一二日即愈，续而头晕，至四五日方止，自愈以来，已有半年，阳未获潜，脏阴未获充之，肝家之风随阳而动，脾家之痰乘气而聚，风能消烁，形为之瘦，痰能凝聚，食为之停，面有冒热，阳动无疑，腰间疼痛，阴虚可知，前半舌苔薄灰，后半舌薄黄，左手脉象柔细，右手脉象更细，育阴潜阳以熄风，宽脾和胃以搜痰。

龟板　牡蛎　菊花　牛膝　云茯苓　橘红　鳖甲　羚羊角　杞子　半夏　姜竹茹　桑叶

按：上两例头痛，头晕者，皆根于肝肾之不足，内风之升动。前者头痛伴怔忡，筋掣，纳少，肝肾病及心脾；后者头晕腰痛，舌苔灰黄，水不涵木，脾虚生痰。故两者滋水涵木，育阴潜阳宜同治，前者佐以平肝宁心，后者伍入运脾化痰。

案三　体质魁肥，阳明脉络空虚，血分亏弱，厥阴风木鼓动，乘于巅为头晕，甚而昏厥，动于络为筋惕，甚而瘈疭，心悸胆怯，遂使旦夕不寐，思虑疑惧，致令善怒无常，脉弦而滑，舌薄而白。平时湿痰用事，近来风阳炽盛，宜先息风，后涤痰。

生铁落　西琥珀　白芍　淮小麦　枣仁　橘红络　清炙草　南枣　羚羊角　远志　石决明　真金箔四片（另调）

按：肥人气虚多痰，阳明化源不足，阴血素亏，肝阳易亢，风痰相煽，乘巅窜络，凌心扰魄，是症由作。本病痰湿内盛，标病风阳鼓动，急治标宜熄风，缓治本宜涤痰，故以平肝熄风为主，涤痰宁神佐之。

风阳挟食

外受惊恐，触动肝胆之风阳，内停食滞，窒塞胃腑之气机，气郁热郁，风动阳动，陡然发厥，迭见二次，神昏嗜卧，已有四天，寤时清爽，寐中昏糊，身体早热暮凉，咳呛时有时无，右关脉滑，舌苔糙绛，治法清肝胆之风阳，消胃腑之食滞。

羚羊角　钩钩　连翘　山栀　薄荷　桑叶　鲜石斛　茯神　杏仁　竹茹　生姜皮　郁金　鸡内金

二诊：气分实热已去，营分余热未清，寝寐安，肝胆风阳有潜藏之势，纳食增，脾胃气机为苏醒之机。前日大便垢滞已下，近日身体焦热未清，左右脉象，仍见数势，调治法程，尚宜清泄，饮食注意多餐少食，庶几不致变幻反复。

银柴胡　青蒿子　连翘　山栀　丹皮　鲜石斛　鸡内金　银花　滁菊　桑叶　川贝　橘红　谷芽

三诊：能食少运咎于脾，今日大便已二次，色黑而青，兼有痰浊，久热必伤于阴，阴虚则阳失潜，热在于额，是其明征，小溲频数，亦是阴亏。舌质带绛，又属阴伤。右关部脉滑数，其中尚有余热，上灼于肺，时或咳呛，健脾借资运化，育阴以清余热。

西洋参　川贝母　茯苓　於术　扁豆衣　炒白芍　瓦楞子　谷芽　经霜桑叶　鸡内金　冬瓜子

按：本案由惊恐触动肝阳，复加食滞，窒塞气机。气阻生热，阳动化风，风火交煽，遂致厥逆。且食滞亦令生热酿痰，痰盛又能阻气碍窍，若不表里同治，则病情必将愈演愈烈，势有非至内闭外脱而不已。金氏紧握病机，清肝胆风阳之盛，消胃腑积滞之垢，药中病所，效似桴鼓，及至“气分实热已去”，“大便滞垢已下”，则病势即转入“寝寐安”而“纳食增”，从而峰回路转，化险为夷，以后唯清余热而兼养阴，使其克奏全功。

虚　损

案一　年逾弱冠，质素清癯，本非松柏贞固之姿。益以下焦为病，久浊久淋，中焦为病，少纳少运，中下之根本先受其拨也，要知根本一拨，则枝叶未有不凋者也。夫五脏之根本脾也肾也，而五脏之枝叶心也肺也。脾不足，无以化精微，为痰浊；肾不足，无以纳真气，为短气；肺不足，无以肃清气，为咳逆；心不足，无以镇神志，为飘渺。肾为肝母，肺为脾子，肾病则肝木失滋养之权，脾病则肺金失相生之机。木能克土，金能制木，金虚不能肃木，木气势必横逆，土受木侮，下虚溏泄，金被火刑，上为咳呛。动则自汗，静则盗汗，脉象左右沉弦而微，舌苔滑白，尚未干燥。夫人之扼要，阴阳气血是也。而人之至宝，精神魂魄是也。阴从下泄，阳从汗泄，气不生血，形色夭然不泽。精不御神，寐中蠕然而动。阴阳交离，气血交脱，精神不守，魂魄不安，则奄奄而困厄，岂不岌岌危哉。治分新久，药贵引用。新病阴阳相乖，补偏救弊，宜用其偏；久病阴阳渐损，补正扶元，宜用其平。阳脱于外，宜阳药中参阴药，从阴以引其阳。阴脱于内，宜阴药中参阳药，从阳以引其阴，使阴阳复返其宅，而凝然与真气同恋。经云：阴平阳秘，精神乃治，正谓此也。脾不健运尤为亟亟，必当理脾。盖脾气者人身健运之阳，如天之有日也，脾旺则如烈日当空，片云织翳，能掩之乎？其次再用治肺，肺为气之帅，肺气清则严肃下行，气下行则精之借为坚城固垒者也。吸纳之气，难归于根，不得不增用收摄肾气，以资归纳。酌录数味，还须明政。

吉林参　於术　诃子　茯苓　蛤蚧　龙齿　熟地　川贝　牡蛎　橘红　肉果　伏龙肝

二诊：顷诊左部脉象细弦，细为脏阴不足，弦为肝阳有余；按得右部脉形小数，小为气虚，数为营热，但数不过甚，非实热可知。上有咳呛，下乃溏泄，胃纳索然，形色削瘦，是上下交损，而及于中焦。动定有汗，此阴阳两伤也。呼吸气逆，此出纳少权也。寤寐欠安，此精神失守也。调治纲领，只得不揭其形状，以力图补救之法，未知当否，请政。

吉林参　於术　橘红　淮山药　扁豆　白芍　川贝母　牡蛎　茯神　绵芪皮　诃子　糯稻根

三诊：金土失主，咳逆泄泻，水土失常，口渴恍惚，阴阳两伤，自汗盗汗，气血两耗，形瘦色夺。左脉关部细弦，右脉寸部小数，两尺均形柔弱，就脉而论，一派虚象，正合仲训男子脉大为劳，极虚亦为劳。总之虚久不复为之损，损久不复为之劳。损及三焦，劳及阴阳，昔贤皆谓不治之症，抑且奉藏者少，奉生者亦少，则阴阳从何维持，势必至竭蹶之虞。今订之方专培其脾，惟治脾者有一举而兼备三善，一者脾气旺，如天青日朗而龙雷潜伏；一者脾气旺，则游溢精气而上供于肺；一者脾气旺，而水谷精微以复生其不竭之血也。固敛阴阳，收纳肾气，亦须瞻顾，方呈政服。

吉林参　龙齿　牡蛎　冬虫夏草　川贝　橘红　诃子　山药　於术　黄芪皮　坎炁　扁豆

四诊：火不足无以温养脾土，土不足无以资生肺金。脾土无鼓舞之权，少食多泻，肺金无清肃之机，少咳多痰。久痢久泻无不伤之于肾，肾气不纳，固摄失司，上见咳逆，下为瘕泄，脉象细弦而弱，舌苔中黄边花。脏腑日损，阴阳日离，草木难效，生机绝望，欲求苟延残喘，惟有益火生土，以资补救，而拯困厄。

肉果　胡桃肉　补骨脂　川贝　诃子　五味子　罂粟壳　赤石脂　橘红　山药　扁豆　吉林参　於术

五诊：昨夜大便次数较少，而小溲甚多，咳呛气逆虽平，而寤寐欠安。脉象仍形如昨，舌苔依然点花，中脘似觉欠舒，下肢足跗浮肿，种种见症，其损者不独专在脏腑，而精神魂魄亦受影响。所进一日水谷之精华，不足以供一日之运用，阴阳渐耗，生机渐殆，病何愈哉，治当峻补。

罂粟壳　诃子　肉果　胡桃　补骨脂　五味子　橘红　麦

冬　山药　川贝　吉林参　於术　牡蛎

六诊：阴虚及阳，上损及中，阴阳即气血也，上中即脾肺也。久咳久嗽，非肺之一家受伤，久痢久泻，又非脾之一脏受伤。经云，五脏六腑皆令人咳，少阴肾脏皆能作泻，其泻于五更者，已可想见。清气下陷为咳肿，浊阴上乘为舌腐。昨夜更衣少，纳食增，无足恃也。脉来细弱，两尺更乏神韻。仍拟诃子罂粟壳以养脏止泻，参用四神以益火生土，借此鼓舞中焦，以冀增谷，或可苟延。

诃子　罂粟壳　肉果　橘红　川贝　牡蛎　赤石脂　吉林参　冬虫夏草　鹿角霜　五味子

七诊：更衣溏薄较缓，小溲清长频频，脾气虽稍健运，肾家仍无固摄，盗汗未已，咳呛犹作，中脘舒适，纳食尚钝，舌中光剥、边起腐花，脉象沉细，两尺更弱。病久元虚，阴伤液耗，清阳从下而陷，浊阴从上而逆，目下所恃者，尚无寒热交争，阴阳或有一线之拘负焉。仍拟前法而引伸之，亦坚壁清野之义也。

诃子肉　罂粟壳　萸肉　白芍　牡蛎　川贝　五味子　橘红　冬虫夏草　赤石脂　於术　鹿角霜　吉林参

八诊：喉痰唧唧之声较平，肠中濯濯之鸣未息。二便次数减少，两足浮肿尚甚。若论痰溲二端，似有转机之象，无如病久正虚，实有不堪设想。今脉仍然沉细，舌质犹见花白，经云，盛者责之，虚者实之，劳者温之，损者益之，调治之法不出此旨范围，但区区之草木，恐未必有挽回造化之术。

鹿角霜　龟板　诃子　罂粟壳　於术　萸肉　川贝　赤石脂　五味子　牡蛎　冬虫草　菟丝子　吉林参

九诊：肾为先天之根，脾为后天之本，肾虚则根怯，脾虚则本薄。呼纳之气无以归壑，游溢之精不获敷布，留蓄中焦，悉变痰浊，痰升气逆，其势可畏。肺金久失清肃之权，津液尤失灌溉之机，若见喘息汗泄，便有脱绝之虞，脉象弦沉不弱，舌质花剥不泽。根本日竭，生机日殆，施草木功，焉能补救，设有愈之之方者其仙乎？

菟丝子　燕窝　橘红　诃子　吉林参　茯神　川贝　麦冬　海石　於术　冬虫夏草　牡蛎

按：金氏在学术上，重视阴阳五行学说指导临床实践，注重脏腑经络气血辨证。本案即是运用阴阳五行和脏腑学说，对虚损证的辨证论治，包括病因病机、立法处方等方面，作了详尽的分析，论述极为精辟。案中对脾肾两脏在人身生理、病理上的重要地位，以及调补脾肾法则在治疗虚损中的重要作用，阐述极为深刻；在论述用药时，发挥前贤诸如张景岳、叶天士“从阴引阳，从阳引阴”的论点，对临床立方遣药，确有指导意义。特别是对仲景有关虚劳的论述，尤多服膺，案谓“男子脉大为劳，极虚亦为劳”，即导源于《金匮》，临证每多宗之。至于治虚重视补脾，多受东垣学说的启发。本例提出“治脾者有一举而兼备三善”，言简意赅，叙理透彻，既秉承前贤之说，又参以个人阅历之见，足资后学借鉴。

又久咳久嗽，肺病及肾，久痢久泻，脾病及肾，所谓“五脏之虚，穷必及肾”是也。肺脾肾俱病，是以上为咳逆，下为泄利，更兼两足浮肿，诸虚毕露，分明阴阳有离决之势，脏腑有衰竭之虑。此等虚损重症，金氏抓住主要矛盾在脾肾，治用益火生土，借此鼓舞中焦，以冀增谷，若能泻止纳增，化源渐充，脏腑得养，或有转机之望，故前后数诊，均以温补脾肾为主，润肺化痰佐之，药后症情虽得少瘥，然虚损至此，实难图治，寒谷回春，总非易事也。

案二　肾水虚而金燥，肝木旺而土伤，金燥则作咳，土薄则便溏，胃纳日减，形容日瘦，营卫虚怯，寒热见端，阴液失固，盗汗频泄，咳逆甚自夜达旦，病起久根深蒂固，脉象数大较减，右手虚软，当用滋养金水以润燥止咳，参入柔润肝木以和脾安胃，然草木功微，恐难奏效。

大生地　橘红　川贝　穞豆衣　干姜　五味子　茯苓　黛蛤散　冬虫夏草　怀牛膝　谷芽　於术　炒白芍

按：是案上则金燥，中则土伤，下则水亏，治以滋肾养肺，柔肝扶脾，俾金水相生，肝脾调和，虚损可缓。方中黛蛤、牛膝、白芍，金氏常用以柔肝制木。

案三　脉静舌光，气急痰嗽，起于已久，确是损症，当用清宣肺气，滋养真阴。

别直参　大生地　毛燕　盐水炒牛膝　灵磁石　青龙骨　煅牡蛎　麦冬（去心）　炙甘草　叭杏仁　川贝　冬虫夏草

二诊：前方清养肺气、滋补真阴，诸恙较减，脉亦柔和，正气之虚未复，仍宗前意出入。

别直参　茯苓　炙甘草　川贝　冬虫夏草　麦冬（去心）　毛燕根　炒谷芽　盐水炒大生地　於术　煅青龙骨　蒺藜

按：虚损证中之肺痨，多因阴虚火亢，肺金受伤而致，故金氏治疗肺痨，强调育阴潜阳，滋水清火。本例虚中夹实，方用生地、牛膝、毛燕根、麦冬、冬虫夏草滋养肺肾，俾金水有相生之机；复加磁石、龙、牡，一则镇潜浮阳，使娇脏不受其刑；二则纳气归壑，使喘逆得以缓解。金氏尝谓："补肝肾收摄龙相须借介类。"更人参、草补益元气，取"气能生津"，"阳生阴长"之义；又佐叭杏仁、川贝宣肺化痰以治其标，药中鹄的，故获效机。

案四　阴亏阳弱，木扣金鸣，冷热无常，咳呛时作，水谷之精微不化精而化痰饮，痰饮阻于络，络血不归经。痰中带血，起于旧年，发于今春，动则自汗，静则盗汗，自汗多有阳越之虞，盗汗多有阴耗之虑，阳津从外而伤，阴津从内而耗，舌质为之光剥，口唇为之干燥，左脉弦芤而大，右脉弦滑而数，诸症猬集，诸虚必露。春升发泄，何堪维持，从阴则害阳，从阳则碍阴，欲使阴阳两顾，务使潜育二字，参壮水制火，令金脏得清化之权，复养金柔木，使土宫无戕贼之害。

牡蛎　白芍　炙甘草　川贝　毛燕根　麦冬　茅根　女贞子　桑叶　云茯神　西洋参　吉林参　黑栀衣

按：本例虚损，属阴阳两亏。阴不恋阳，水不制火则木火上亢而刑金，是以咳呛、痰血所由作也；阳不摄阴，阴津不敛而外泄，遂令自汗、盗汗并作；而舌光、口干，显系气阴两伤，胃液亏乏之象。图治之法，若专事温阳，恐阴液更伤；一味滋阴，又虑阳气益耗，案中："从阴则害阳，从阳则碍阴"，正此谓也。故金氏以"潜育"为主，配合云茯神、炙草健脾益气，寓阳药于阴药之中，更妙在西洋参、吉林参同用，气阴两顾，洵为至当。

案五　咳呛无痰，非脾湿是肺燥，腹痛气逆，是肝气非胃寒，晡有面红目糊，定是阴虚阳亢，经停一年不转，显然血虚气滞，脉象细弦而数，舌苔薄黄而腻。清轻养肺阴而滋肾水，介类潜肝阳而泄肺火。

紫丹参　叭杏仁　白芍　牛膝　橘红　毛燕　旋覆花　玄参　牡蛎　枇杷叶

按：阴虚阳亢，肺燥而咳，晡有面红，是肺痨之的候；且兼腹痛气逆，脉见弦象，断为肝气而非胃寒；经停一年，是营血内虚所致。故方用毛燕根、玄参、牛膝滋养肺肾而清虚火，为治本之法；配牡蛎介类以潜肝阳，白芍以柔肝木，庶无木火刑金之害；合旋覆、叭杏仁、橘红、枇杷叶润肺化痰以止咳；复入丹参养血调经，古云："丹参一味，功同四物"。综观全方，立法谨严，用药贴切，药虽十味，但面面俱到。然此等证候，病来有渐，根深蒂固，恐非旦夕所能奏效。

案六　阴虚于内，阳升于上，阴虚生热，阳升化火，两阳蒸灼，娇脏受伤，气急咳呛，咽燥喉痛，脉象均得数大，舌质光绛，届及春令，木火内燃，治当养金柔木，以潜浮火。

西洋参　天冬　麦冬　牛膝　黛蛤散　川贝　橘红　燕根　淡甘草　龟板　白芍　枇杷叶

二诊：阴虚阳亢，水亏火炽，肺脏受刑，清肃失权，气逆咳呛，咽燥喉痛，舌质光剥，脉象虚大，患起已久，金水两伤，前进介类潜阳，参麦甘凉养阴，尚见投合，兹当原意。

鳖甲　龟板　牡蛎　秋石　牛膝　丹皮　橘红　川贝　麦冬　毛燕根　西洋参　枇杷叶

按：养金柔木是金氏治疗虚损症的常用法则。金氏认为："惟五行中火能克金，肺属金，金生水，肺病经久，势必及肾，肾水不充，肝木失涵，肾中之龙火易升，肝中之相火易腾，此肺受伤之源，而为损症之萌蘖也。"本例气急咳呛，咽喉燥痛，脉数大，舌光绛，种种见症，阴虚火亢，娇脏受伤可知，此火乃肝肾龙雷之火，非甘凉柔润不足以涵之，非咸寒介类不足以潜之，以别于苦寒清泄之用于肝经实火。金氏应用养金柔木法，药如参、地、二冬、毛燕根、冬虫夏草、牛膝、白芍、三甲、黛哈散之类，值得效法。再则，金氏治疗虚损，很重视季节，因时制宜，案中"届及春令，木火内燃……"，就是结合时令变化对人身生理、病理的影响，从而作出相应的治疗方法，为未雨绸缪之计。

案七　阳不外卫，阴不内荣，形寒肤痒，咽燥口渴，脉象沉弱，当益气以生阴，宗黄芪建中法加减。

别直参　於术　茯神　淡草　防风炒绵芪　炒山药　广皮　木香　桂枝炒白芍　煅牡蛎　煨姜　南枣

二诊：前用黄芪建中法，寒热虽止而营卫究未和谐，脾胃气阴亦未振足，脉象仍形软弱，还宜益气以生阴。

潞党参　绵黄芪　於术　炒山药　淡甘草　茯神　煅龙骨　煅牡蛎　麦冬　远志　桂枝炒白芍　南枣

按：本例阴阳俱虚，营卫两弱，而阳气之衰，尤甚于营阴之虚，脉沉弱是其验也。金氏遵"劳者温之"和"阴阳形气俱不足者，调之以甘药"之旨，宗《金匮》黄芪建中法而不拘成方，用玉屏风散、理中汤、桂枝汤合化，温中补虚，益气固表，调和营卫，寓“阳生阴长”，“益气生阴”之义。然对潮热盗汗，舌红脉数之阴虚阳亢证，慎勿轻投。

案八　病起产后，迄今四载，下焦之损已及中焦，肝肾虚，脾胃弱，木土相侮，脘为之痛，痛甚则吐，脾肾少固，便为之泻，泻剧五鼓，督背酸楚，腰痛带下。脉象细弦，舌苔薄白，法当温养脾肾，参用通补督脉。

鹿角霜　杞子　杜仲　於术　巴戟天　补骨脂　菟丝子　扁豆　吴萸　半夏　广皮

按：久病劳怯，下损及中，导致脾肾两虚。盖脾主运化，为后天之本；肾主封藏而司二阴，为先天之根。脾虚运化不健，肝木乘之，则脘为之痛，痛甚则吐；肾虚少固，火不生土，则便为之泻，甚于五鼓，有似“五更泄泻”。更兼腰痛背酸带下，亦属肾气虚衰之象，故治从温养脾肾立法，以安奠先后二天，冀其脾气健则化源充足，肾气壮则生机旺盛，如是虚者复而损者瘥矣。

案九　遗泄起于少年，乃先天肾之早亏也，便溏由来未久，是后天脾之亦亏也。年已四秩，阴气自半，半者谓营阴卫气半就其衰也。阴不足则生内热而舌剥，阳不足则生外寒而形拘，时或耳鸣，风阳不得潜藏，多梦少寐，肝魂失其归宁，纳谷易停，脾阳输运失权，谷食渐减，胃气醒豁失机，受病之机由于操持经营，真阴先伤，卫阳翕然从之，春夏病瘥，秋冬病剧，脉象左手关弦尺虚，右关脾胃部分似带缓大，当用双补脾肾，两益营卫。

桂枝炒白芍　龙骨　牡蛎　巴戟天　肉果　於术　枣仁　胡桃炒补骨脂　防风　黄芪　麦冬　丹参　别直参

按：患者阴阳俱虚，营卫两弱，从脏腑辨证言，其病变重心在脾肾两脏，以致先后两天俱形不足，法遵《内经》“劳者温之”之旨，从双补脾肾，两益营卫着手。金氏对营卫偏虚，常取法仲景桂枝汤化裁，调和营卫，并配合玉屏风散实卫固表，融经方时方于一炉。而金氏临证详究病史，参合病人体质而治，于此亦可窥得。

案十　喉痹失音，起于已久，肝肾下元阴伤，已及上焦阳分，阳虚生背寒，阴虚生腹热，水不归壑，气不归源，咳呛气逆，有所来也。形瘦纳减，时或便溏，不独营卫之偏虚，抑且脾土之亏损，脾土既虚，金无资养，清肃安能有权，气机多升少降，左右脉象沉弱。治当甘补上焦之阳，柔填下元之阴，方呈政服。

绵芪　米炒江西术　橘红　川贝母　白芍　五味子　麦冬（去心）　冬虫夏草　茯苓　煅左牡蛎　南枣　炙黑甘草

按：咽喉为肺胃之门户，肾脉循喉咙，肺肾阴虚，乏液濡润，故喉为之痹，声为之喑。阴损及阳，腹热而兼背寒。更堪虑者，肺痨见纳减、便溏，是损及中焦，越人所谓难治者也。金氏从甘温补中，柔填下元立法，方用芪、术、苓、草、南枣建中益气，宗培土生金之旨；合麦味、冬虫夏草、牡蛎滋养肺肾，取金水相生之义；复佐川贝、橘红化痰理肺，为治标而设。综观全方，刚柔相济，动静结合，阴阳两顾。金氏处方用药之妙，于此可见一斑。

案十一　骨小肉脆，本非松柏之姿，咳呛形瘦，已现虚劳之候，先天既薄而水亏，后天亦损而土弱。先天者肾也，后天者脾也，脾为肺母，肾为肺子，土既不能生金，金亦无以生水，水不足以涵木，木火炽而刑金，于是上见咳呛，下有遗泄，痰薄味咸，中虚积饮也，肾水泛溢也，寐短盗汗，心营之衰也，虚阳之亢也，寒热交作，入暮汗泄更甚。叠进调补营卫，寒热似见退舍，肛痈之流水依然，大便之溏薄稍实，咽喉红肿微退，龙相浮火渐潜，音声重浊不扬，太阴浊痰尚盛，脉象右部小滑，左手弦数，有形之血液既见戕伤，无情之草木难期奏效。

党参　於术　辰茯神　甘草　枣仁　白芍　龙骨　牡蛎

仙半夏　橘红　白杏仁　穞豆衣　浮小麦

按：人禀先天之精而生，赖后天水谷以养，先天既亏，后天又衰，其证当属难疗。患者上见咳呛，劳嗽失血，下有遗泄、肛痈、溏便，中则运迟积饮，且心营亦虚，木火燔炽，二本俱败，五脏皆损。前人有云“上损过胃，下损过脾则不治”。不得已仿叶天士“上下交病，治在中焦”之法，以培后天之本为急务，方用六君为主，复加白杏润肺止嗽；白芍、枣仁柔肝宁神；穞豆衣、小麦养心敛汗；龙、牡固肾涩精。然虚损至此，草木之品，诚恐鞭长莫及矣。

案十二　旧冬先有形瘦，今春复加身热，延热已越一月，身热又加形寒，营虚生热，卫虚生寒，营卫二气，昼夜循环不息，营卫两虚，日暮寒热不已。汗生于阴而出于阳，阴阳俱不固密，自汗时有泄越。木火上炎于金，清肃遂为失司，或有喉痒作咳，或有动辄气逆，大便乍燥乍湿，小便忽短忽长，大腹常有攻动，甚而噫气矢气。舌苔薄白，蒂丁起筋。左脉细弦而数，右脉小滑且数，细为阴虚，数为阳亢，阴阳久偏，防成劳损，滋阴妨碍脾胃，势难骤进；潜阳务使退热，理所必须，参用壮水涵木，使中土无戕贼之害，复以潜火清金，俾上焦得清化之权。

牡蛎　鳖甲　龟板　炙甘草　玄参　川贝　淮牛膝　苡仁　桑叶　炒白芍　鲜芦根　扁豆衣。

按：治劳之法，汪绮石之论允称平正。一曰“清金保肺，无碍中州之土”，此用丹溪法而不泥于丹溪；二曰“培土调中，不损至高之气”，此用东垣法而不拘于东垣；三曰“金行清化，不觉水自流长”，此合肺肾于一致也。本案病程较长，肺阴不足，喉痒咳呛；清肃失司，动辄气逆；营卫两虚，日暮寒热，阴虚阳亢，已涉损途。方用三甲以潜阳镇纳，务使阳潜热退。参用玄参壮水，芦根、米仁清肺，白芍和营，川贝止咳。桑叶一味，正合《本草纲目》“除寒热，出汗”之说。扁豆、炙草和中健脾，遣方用药，丝丝入扣，得能木抑金清，自可阴平阳秘。

案十三　经过病情，遗泄失血，现在病状，咳呛气急，左咽作痛，右喉起瘰，胃不思食，豁痰粘韧，六部脉象，均见弦细，多年经营失利，中年情志失畅，日积月累，致成七情，加以久嗽，致成劳损。正值春旺，木火用事，金被木扣，土受木侮，越人所谓上损过中，治法拟以调养上中。

磁石　川贝母　杏仁　橘红　怀牛膝　半夏　炒白芍　洋青铅　茯苓　淡秋石　白术　谷芽　冬虫夏草

按：此证之初，始于心肾失交，心主血，肾主精，心火上炎，为痰为嗽；肾虚火动，为遗为泄。加之情志失畅，思虑未免伤脾，肺气发泄，中气必然亦虚，上损过中，治颇棘手。脾为后天之本，胃为生化之源，故以调肺气、益脾胃为治。药用川贝、杏仁化痰止咳，磁石、青铅镇纳下焦散越之气，牛膝、虫草以补肺肾，橘红利气，谷芽和胃，浊痰稽留，故用半夏，骨蒸劳热，选用秋石。综观全案，清肺理脾，化痰止咳，固属要着，然久病必损及肾，故摄纳肾气，亦属必要，此盖得自叶天士:“有年久嗽，都从脾肾子母相生主治”之要旨。

案十四　先天不足而水亏，相火有余而金燥，不独此也；下焦冲海亦亏，月事为此不正，遂使逆而上行，或有咳呛，每至傍晚，烦冒冷热，喉间自觉梗痛，蒂丁已见下坠，右手脉象，独见弦数，右手寸脉，颇形虚数，法当壮水以涵木，参用潜火以清金。

怀牛膝　茺蔚子　旋复花　橘红　枇杷叶　粉丹皮　白茅根　冬桑叶　玄参　蛤壳　冬虫夏草　藕节

按：此案水亏木旺，木火刑金，火炎于上，则见咳嗽、烦热、喉痛、咯血，水不涵木，相火炽迫而血妄行，以致月事不准。以上见症，显属肾水不足，导致肝血虚少，肝阴虚则肝阳亢，相火炽则血妄行。金氏用牛膝导气血以下行，玄参滋水，蛤壳平肝，丹皮凉血分之热，茅根治肺热之咳，与藕节同用，更具止血之功。枇杷叶清肺，茺蔚子调经，冬虫夏草补肺益肾，旋复、橘红化痰利气，方药贴切，面面俱到。秦景明《症因脉治》所论："内火喘逆之治，肾虚火旺，宜养阴制火，壮水之主，以镇阳光"，正此谓也。

痰　　饮

案一　中虚积饮，气升作喘，脉象虚软而滑，年逾五旬，殊难根杜，宜仿仲景温药和之。

东洋参　於术　炙甘草　冬瓜子　干姜拌五味子　姜半夏　茯苓　炙紫苑　怀牛膝　橘红　竹茹　款冬花

二诊：前方温运和阳之法，服后诸恙渐见松象，究竟高年真阳虚弱，脾阳肾阴犹亏，终难骤然恢复，而痰饮之源，犹属深固，岂能杜根，所以气机之升降，总未能调养。胃亦失运，中脘时觉作痛，或有呕恶气逆，而大便亦欠坚实，脏阴亏乏，腑阳失司，脉象柔弱，左部略带弦势，届值春木司权，肝木不免凌犯脾土，且下元不振，则清气未便转旋，中宫气馁，则浊阴易于潜居，合理中扶阳之法。

东洋参　干姜　川附炒苡仁　姜半夏　茯苓　木香　采云曲　於术　广皮　谷芽　桂枝炒白芍　蔻仁

三诊：脾不运则积食，胃不降则脘泛，究属高年中元将衰，则真阳无以鼓舞，脉象弦滑，温理中焦颇合，仍由旧章出入。

东洋参　姜半夏　干姜　於术　广皮　云茯苓　谷芽　竹二青　藿香梗　佩兰叶　炒白芍　川附子

按：本案为高年真阳虚弱，脾运失职，水湿不化而成痰饮，金氏宗《金匮》"病痰饮者，当以温药和之"，用理中、二陈合化，复加蔻、曲、谷芽以运滞，藿、佩、米仁以化湿，颇合符节，疗效亦著。

案二　脾为生痰之源，肺为贮痰之器，可见治肺为标，治脾为本。形寒畏风者，卫气虚也，卫即肺也；动辄气逆者，肾气虚也，肾主纳也，可见治喘急者，治肺为流，治肾为源。无如湿痰蟠聚乎中，滋补肾阳，恐助痰浊，然治肺者，即是顾肾，以金为肾母，母实则子实也，而水亏则木旺，冲激上焦则肺气反受害，金能克木，金虚难胜，所以养其肺金者，令其金实，则肝木上凌可以肃制也。诊脉左部弦数，右寸关部滑大，惟滑大有实象也，此为邪实，原非正实，所谓实者假实也，虚者真虚也。调治法程，当清其上，勿害其下，兼治其脾，亦可养金，是为脾肺子母相生之机，至于外卫少固，亦宜兼顾。

於术　防风　黄芪　桂枝炒白芍　茯苓　姜半夏　橘红　川贝　怀牛膝　白前　浮海石　款冬花　枇杷叶

按：本案阐标本缓急之理，察源流本末之异，论脏腑相关之机，出脾肺相生之治，芪防桂芍固护卫外，尤有特色，足见金氏治痰饮确为良工，非同一般。案谓治痰饮者，“治肺为标，治脾为本”；治喘急者，“治肺为流，治肾为源”，道出治痰饮咳喘之准则，言简意赅，耐人细味。

案三　左右脉象均见弦细，弦为饮邪，细为阴虚，饮食入胃，游溢精气，氤氲中焦，悉化痰饮，蓄于脾，贮于肺，妨升碍降，窒滞呼吸，时或嗽逆，时或喘急，顺上焦之呼，纳下焦之吸，呼气利则痰饮自化，吸气利则喘急自平，届值燥火司权，忌用温燥之品。

炙鳖甲　炙龟板　左牡蛎　旋覆花　杏仁　川贝母　广橘红　淡秋石　怀牛膝　煅磁石　青铅　枇杷叶

按：本例痰饮喘急，治重顺上焦之呼，纳下焦之吸，取杏、贝、橘红、枇叶以宣上止嗽，三甲以潜镇摄纳，秋石、牛膝以补肝肾，磁石、青铅以纳气归肾，实宗内饮治肾、外饮治脾之旨。

案四　痰饮之根起于脾肾阳亏，咳嗽之作由于肝肾气逆，平日操持萦思，肝胆气火易升，脉象均得柔静，两尺更见沉弱，惟左右关略带弦势，弦为饮邪，沉为阳亏，督背畏冷手指亦寒，是真阳鼓舞失司也。治当温养脾肾，清肃肝肺，复入煦阳。

防风　黄芪　炙甘草　姜半夏　橘红　桂枝炒白芍　茯苓　巴戟天　款冬　干姜　五味子　旋覆花　怀牛膝　别直参

按：《金匮》“心下有留饮，其人背寒冷如手大。”盖饮留之处阳气所不足也。今督背手指皆寒，脉见沉弱，呈现一派脾肾真阳虚馁之象。若不益气煦阳，水湿何以能化？清肃肝肺，气机始能周流自如。桂芍芪防调其营卫，散其凝寒而固表，二陈汤丹溪谓“一身之痰都能管”，人参以益元气，巴戟、牛膝以温肾纳气，复入旋复、款冬以肃降肝肺。真阳鼓舞，浊阴自化，痰湿廓清，气机自调。

案五　左部关脉独弦、尺弱、右关软滑，痰饮气喘，历久不痊，系是脾肾下元不振，有年衰象，殊难杜根。

潞党　沉香拌熟地　姜夏　叭杏仁（去表皮）　陈皮　茯苓　淡甘草　盐水炒五味　炒黑干姜　盐水炒牛膝　煅牡蛎　青铅

按：本案气喘属脾虚痰饮内聚，肾虚气海少纳。金氏宗虚喘治肾，用熟地二陈，实景岳金水六君之变法，沉香、牛膝配金石介类诸品，镇摄纳气入肾，组方至妙，可称深得前人奥旨。

案六　痰与饮异名而同类也，终由中下脾肾阳亏，水谷积聚为湿，留于胸中，蒸于阳而为痰，凝于阴而成饮，蓄于脾，贮于肺，喘嗽由斯作矣，脉象左右濡软带虚，濡为气虚，弦为痰饮，调治之道，非温运扶阳不可，录方当仿金匮苓桂术甘汤主之。

茯苓　黑干姜　冬术　炙甘草　姜夏　橘红　东洋参　桂枝炒白芍　冬瓜子　牛膝　车前子

按：徐忠可谓"苓桂术甘汤，正所谓温药也，桂甘之温化气，术之温健脾，苓之平而走下，以消饮气，茯苓独多，任以君也。"复入姜以温中，膝以纳肾，夏、陈除痰，此乃治饮之常法也。

案七　饮有内外之分，喘有虚实之别，痰带甜气，乃脾家外饮无疑，动辄短气，是肾虚气海少纳，阳虚于外，肢冷而形寒，阴凝于内，咳呛而痰多，脉象沉弦，舌质滑白，当用温肾以纳气，补脾以蠲饮。

巴戟天　胡桃炒补骨脂　桂枝炒白芍　干姜捣五味　怀牛膝　磁石　姜半夏　橘红　绵芪　银杏　茯苓　於术

按：本案宗内饮治肾，外饮治脾之旨，虽不用肾气丸方，而温肾纳气，运脾蠲饮之义，实导源于《金匮》，师其法而异其方，独具匠心，诚属善读古书者也。

案八　生痰之源在脾，贮痰之器在肺，脾气多升则为嗽，肺气少降则为咳，气虚不能逐其痰，痰出欠爽，不能送其便，便出不利，左右脉象均见弦滑，舌上满苔，质见淡白，治法建立中焦，借以疏化痰饮，加旋复以降肺气，加牛膝以纳肾气。

炙绵芪　枳壳炒白术　茯苓　半夏　霞天曲　清炙草　旋覆花　牛膝　桂枝炒白芍　广皮　竹茹　谷芽

按：本案案语虽简，突出调整肺脾肾三脏功能，切中病机，取黄芪补中，合二陈、枳术，复入旋覆、牛膝，一以治肺，一以运脾，一以纳肾。立法用药，深得治痰饮之要旨。

案九　痰饮为患，变端百出，加以跌仆，遂使痰气互阻，胁肋掣痛，朦胧错语，手足振动，脉象弦滑，痰迷形状已见，风动端倪已露，急当涤络中之痰，借以泄胆中之风。

胆星　滁菊　龙齿　橘红络　茯苓神　礞石　郁金　石决明　桑叶　白芥子　丝瓜络　早竹沥

按：本案证情由痰饮而至神昏抽搐，实似近代所称肺性脑病的危急阶段。故重在涤痰开窍，平肝熄风，有是证而用是药，乃急则治标之法也。

案十　痰饮气喘由来已久，肺脾肾三脏均虚，盖以目下燥火正盛，与本有之浊痰交煽互蒸，势更鸱张，又且吸烟伤气，厚味滞中，于是喘急愈甚，浊痰愈多，壅滞胃中，寝不安寐，形寒形热，此表有新邪也，便溏便结，此肺热移肠也。舌质剥腐相兼，阴伤而兼浊盛，右寸关脉滑大，气虚中挟实邪，治热碍湿，治实碍虚，然上焦壅塞如斯，若不急为开涤，肺胃气机愈阻矣。

旋覆花　胆星　浮海石　茯神　桑叶　竹茹　赖氏红　西黄　蛤壳　甘草　枇杷叶　糯稻根

二诊：左脉大势较退，弦象未平，右部数象已减，滑势尚留。大退者，阳已潜藏也，弦者木火未静也，数减者，火势渐获廓清也，滑者浊痰尚盛也。浊痰之生本于脾胃，蓄于中焦，贮于上窍，上焦既为痰阻，则失其如雾之义而肺气郁，于是痰出不爽，音出不扬。夫肺脏象天，脾脏象地，肺之通调水道下输膀胱者，有若天气降而为雨之义，脾之布散精微上归于肺者，有似地气升而为云之象，肺脾清肃健运，则升降无碍而呼吸自如，一经浊痰壅滞人身，亦同天地之晦塞矣，此咳呛气逆之由作也。舌中松白兼有绛色，四边白而起屑，全案为浊盛阴伤，于此显见一斑。

旋覆花　川贝　仙半夏　云茯神　枇杷叶　桑叶　糯稻根须　浮海石　蛤粉　橘红　竹茹

按：痰饮病程持久，每多兼挟它症。本案为新邪与浊痰交煽互蒸，浊痰愈多，喘急愈甚。形寒形热，势更鸱张。久病体虚，虚中挟实，处理颇为棘手。金氏本急则治标之旨，行急为开涤之法，一诊火退阳潜，再接再励，荡涤浊痰，清化伏饮，对临证有一定指导意义。

案十一　体质清癯，阴分固形不足，咳嗽痰浊，气分亦形有亏。咳之原自水不涵木，木旺则气逆而为咳；痰之本由土不制水，水旺则溢泛而为痰。然而不特此也，所进水谷，化气血者少，化痰浊者多。舌质薄糙，色见微黄，真阴虽亏，真阳未露，咳是虚咳，痰是实痰，治法惟宜顾本清源。

西洋参　麦冬　冬瓜子　橘红　半夏曲　怀牛膝　川贝　枇杷叶　茯苓　叭杏仁　霍山石斛　瓦楞子

二诊：气自左升，咳呛频仍，不独肝气多升而肺亦不降，《内经》所谓五脏六腑皆令人咳。痰如稀涎气味带咸，非特脾湿化饮而肾亦酿痰，叶氏所谓外饮属脾内饮属肾。食少痰多，阴伤液耗，形瘦便溏，已见气伤，液涸宜防，舌质薄糙，苔见微黄，左脉柔小，右脉滑大，壮水制火，令金脏得清化之权，养金柔木，俾土宫无戕贼之害。

西洋参　麦冬　霍石斛　冬虫夏草　白芍　半夏曲　川贝　橘红　茯苓　谷芽　南枣

三诊：饮食所进者少，痰饮所生者多，中焦日形薄弱，下焦日形亏乏，胃土不能培木，肾水失其涵木，木气由此冲急，金气因兹失降，咳呛气急在所不免。身体朝凉暮热，口中干而不渴，大便溏薄，小溲短少，舌苔黄腻，并不枯燥，脉象弦滑又不空大，精神时觉狼狈，生色实在不易，肺为柔金，肝为刚木，治法惟宜甘缓介类，而肾恶燥，亦宜柔润。

西洋参　霍山石斛　冬虫夏草　石决明　牡蛎　川贝　茯苓　橘红　建莲肉　甘草　白芍　茜草

四诊：肾为胃关，胃为肺母，肾不司胃，水谷之湿留蓄中焦，从阴化饮，从阳化痰，胃无供肺之资，清肃之气逆而上升，有时气急，有时咳呛。气觉左升属肝气也，痰为咸味属肾痰也。两手脉象寸盛尺虚，上实下虚，于此可见。舌布满苔、黄腻而润，火升痰多显然无疑，介类潜阳以柔肝木，甘平养胃借资肺金。

西洋参　霍山石斛　冬虫夏草　霞天曲　山药　石决明　牡蛎　白芍　毛燕根　川贝　茯苓　橘红

按：金氏治疗痰饮咳喘，重视温补脾肾，但并非偏执一端，当因人、因证制宜。患者形瘦清癯，阴虚木旺之体，肝气冲逆，犯肺作咳，侮脾便溏，所进水谷，化气血者少而化痰浊者多，脉见弦滑，寸盛尺虚，金氏认定为“咳是虚咳，痰是实痰”，“上实而下虚”，若执用温药，非特愈动其肝火，且必重耗津液，立“顾本清源，养金柔木”之法，取参麦、石斛甘平养胃以资肺金，橘、夏、茯苓化饮以和中，杏贝润肺以止咳，南枣、谷芽、建莲以健脾，再入牡蛎、石决明介类以潜阳，标本兼顾，深切病机。

案十二　痰为怪物，变幻不一，仲春先有咳呛，继而失音，现在复加喘急，甚而肢厥，内饮外饮同时并发，表邪里邪，俱形混淆，汗出过多表邪由汗而外泄，痰出颇多里邪由此而廓清。夫表里之邪者标病也，似难一咳一呛而除，喘急已平，肢厥又瘥，冲气亢阳俱有升炽，饮邪木火皆随上逆，肺脏独受窒碍，声音为之重浊，肝脏独见横扰，胁际为之掣痛、肝多升眠难安枕，肺少降喉有痰响，脘宇似有嘈杂，显是阳动于中，形瘦时有轰热，亦是阳罩于外，痰如稀涎，味带咸味，岂不属内外之饮哉！稀涎之痰，气味之咸，终不越肾脾之虚也。左右脉象均见弦滑，浮取有力，重按无神，舌苔薄腻而白，口燥不喜渴饮，标病风波始平，本病影响愈起，痰饮为患，牢不可破，虚损一端，尤宜防护。最关系者，时值湿火用事，调治法程，未可注重一方，设或滋腻填补，适为痰浊树帜，若用清宣疏豁，反而消耗真元，当从半虚半实着想，庶无畸轻畸重之弊，录方即请明政。

旋覆花　橘红　茯苓　川贝母　鲜竹茹　淡秋石　青蛤散　怀牛膝　白石英　枇杷膏

二诊：昨夜眠不安枕，气逆未平，痰味虽不觉咸，形色状似稀涎，声嘶音哑，诚属金碎不鸣，茎缩溲沥，显系肾关不禁，脘宇自觉不适，胃纳遂使锐减，脉象弦滑，重按殊少神力，舌质薄白，咽喉稍觉燥痛，金为火煅，木失水涵，上焦愈实，下焦愈虚，久而不复，势必成损，现在痰蓄于脾而贮于肺，治法注重于上而次于中。

旋覆花　川贝　橘红　茯苓　枇杷叶　怀牛膝　青蛤散　淡秋石　甘草　扁豆衣　肺露①

三诊：刻见痰声漉漉，气逆难平，不得不急治其标，拟平气清金涤痰。

青礞石　蛤壳　白石英　怀牛膝　沉香　陈胆星　川贝　石决明　桂枝　海石　淡甘草　姜竹茹

按：本例为外感引动伏饮，表邪虽随汗而有所外泄，而内外之饮邪难以骤然肃清，壅于肺而蓄于脾，痰热随木火而上逆，上焦愈实，下焦愈虚，咳痰喘急，势甚鸱张，金氏结合时令，着重平气清金涤痰，急则治标，允为至当。

编者注：①肺露由猪肺加枇杷叶、川贝、活水芦根、生甘草同煎蒸馏而成，取同气相应，以脏补脏之义，昔年药铺有备。

案十三　论气喘者，有肺肾虚实之分，肺主出气，肾主纳气，肺气升为实喘，肾气升为虚喘。论痰者，亦有虚实之殊，如风湿阻气酿成为实痰，肾水冲逆酿成为虚痰。刻下喉中痰声如锯，咯之颇不爽利，粘如胶漆，此痰非虚痰也；视其面色并不红亮，抑且痰无咸味，气逆能卧，此气非肾气也。诊得脉象滑大，不满十至而代，五脏真气已散，诸气逆乱以上，喘脱在即，岂不危哉！勉拟人参竹沥汤，希翼挽回于万一。

吉林参　青礞石　风化硝　浮海石　沉香　郁金　石菖蒲　川贝母　橘红　茯神　瓜蒌仁　甘草　竹沥

按：本案辨痰、喘之虚实，颇有灼见。实喘属肺，虚喘属肾，气升少咳，痰阻气道，当属肺实；下元不振，动辄气短，乃责肾虚。痰声如锯，粘如胶漆非为虚痰；痰如稀涎而有咸味，多系肾虚水泛为痰。金氏临床察证可称细致而有所得者。

观其组方，取竹沥、礞石以导痰、菖蒲、郁金以开郁，沉香以降气，朴硝咸以软坚消其顽痰。其中海石一味，丹溪谓:“热痰能降，湿痰能燥，结痰能散，顽痰能消”，尤助涤痰以平喘之功。本例又见脉大而代，有喘脱之虞，故用一味吉林参以益气防脱，此老卓有远见，用意可谓深矣。

案十四 两举顺气涤饮，嗽逆逐渐平降，惟支脉中尚有饮浊羁留，故两胁下均有抽掣作痛，甚而牵及于腹则腹笥亦觉痛，肝脉布于胁肋，胆脉行于身侧，肝胆气滞不宣，故证见如上也。顷脉左关细弦，尺部左虚右弱，舌光无苔而绛，后天脾阳不足，厥阴气火有余，肝主经络，肝营有亏，灌溉失司，是以周身经络皆痛，当用养金制火，令肺脏得清化之权，壮水抑木，使土宫无戕贼之害。

北沙参 麦冬 橘红络 川贝 旋覆花 当归 小青皮 怀牛膝 桂枝炒白芍 干姜捣五味子 红花拌丝瓜络 枇杷叶

按：本案由于痰饮留于支脉，影响肝肺气机升降，木郁化火，犯肺侮脾，见“饮内聚而气击之则痛”（尤在泾语）之症。金氏又详察脉舌，立养金制火，壮水抑木之法，参用当归、红花、丝瓜络、橘络活血通络之品，青皮、旋复宽中利气化痰，俾木抑而金清，饮蠲而痛止，病自转安。

案十五 平日操劳过思，心脾阴气暗耗，年已花甲有余，肝肾元海渐衰。心脾者，火土也，火虚则土弱，土弱则湿胜；肝肾者，木火也，水亏则木旺，水旺则火升。脾有湿火，肝有相火，是肺金所伤之源。湿火与木火交煽而互蒸结为脾浊，溢于上窍，久久欠散，结为窠囊，清气入之，浑然不觉，浊气入之，顷刻与痰浊狼狈相助，阻塞关隘，不容呼吸出入，而呼吸之气转触其痰，遂使气急如喘，痰壅咳逆，涎涕交出，状若伤风。顷诊脉象左手三部虚大而数，右手三部滑大而数，舌苔黄腻，并不干燥，黄腻者湿火也，而脉滑大者痰火也，弦大者木火也，推测病情，总由浊痰随火而上乘，所谓火动则气升，气升则痰升，丹溪所云，气有余便是火，故治痰以治火为先也。然气既与火而上升，亦可随火而下降，火降而气不降者何也？盖因窠囊之痰实其所造之区，不可以侨寓其中，转使清气逼处不安，亦若为乱者然，如寇贼依山傍险蟠据一方，此方之民，势必扰乱而从寇也。故虽以治火为先，然治火不治其痰者无益也，治痰不治窠囊之痰与不治等也。治痰之道，曰驱、曰导、曰涌、曰涤，前人之法不为不详。至于窠囊之痰，如蜂子之穴于房中，如莲子之嵌于蓬内，生长则易，剥落则难，由其外窒中宽，任用驱、导、涌、涤之药，徒伤他脏，此实闭拒而不纳耳。究而言之，岂第窠囊之痰不易除，即肺叶之外，募原之内，顽痰凝结多年，如树之有萝，宅之有苔，附托相安，仓卒有艰于划伐哉！为今之计，当用泻肺之急以涤痰，潜肝之火以降气，务使左升不致太过，右降方可有权，则肺中之浊痰解散下行，从前后二阴而出，此上气喘急庶缓矣！

葶苈子　杏仁　橘红　白石英　仙半夏　茯苓　牛膝　川贝　丹皮　石决明　黛蛤散　瓜蒌皮

按：《千金》有“结积留饮澼囊”，指痰结如囊而言，许叔微譬之如潦水之有科臼，主张燥脾以胜湿，崇土以填科臼。喻昌出窠囊之痰一说，《张氏医通》引李士材治秦景明痰饮病久结成窠囊，七补七涌，百日而窠囊始尽。金氏承袭并发挥前贤诸说，指出“治痰不治窠囊之痰与不治等也”，强调治窠囊之痰的重要性，又分析前人驱、导、涌、涤之药“不惟拒而不纳，反致徒伤他脏”。本例则以葶苈苦寒泻肺之急以涤痰，泄其闭而逐其水饮，丹皮、青黛、决明平肝之火以降气，配夏、苓、橘红化饮散浊，蒌皮、杏、贝宣肺止咳，组方独具巧思，值得借鉴。

咯　血

案一　风邪伤肺，阻气作咳，咳伤阳络，已见痰血，脉象左缓右数，当以清肃顺气为要义。

旋覆花　川贝　丹皮　瓜蒌皮　黛蛤散　橘红　前胡　女贞子　怀牛膝　杏仁　紫苑　白茅根

按：阳邪袭肺，肺不肃降，气逆作咳，痰中带血，此金氏所谓咳甚震伤阳络而致者，治宜肃肺祛邪、顺气润燥。是方以杏仁、前胡、旋覆、橘红宣肃肺气而开外邪之出路；川贝、紫苑、蒌皮润肺燥而止咳；白茅根、女贞子清肺络而宁血。肺金受邪为病，又虑肝木横逆乘侮，故佐以黛蛤、丹皮、淮膝清肝平木以安肺金，且牛膝其性下达，使上逆之血得以下行，庶不外溢。

案二　呛经两旬余日，咳而呕恶带血，此肺伤已及阳络矣，稚年咳久，名曰天哮，当用清肃上焦，饮食须忌油腻。

金沸草　款冬花　浮海石　苏子　瓦楞子　仙半夏　桑皮　杏仁　淡甘草　川贝母　橘红　竹茹

按：咳呛经久难愈，咳后呕出痰沫始平，此为顿咳之候，婴幼儿患此，金氏谓之"天哮"。咳久阳络已伤，痰中带血，虽是寒邪为患，总因久郁化热而然，故仍以清肃上焦为治，而处以温凉清疏合剂。顿咳咳而呕恶，肺胃邪浊未净，油腻食物有滞邪碍胃之弊，甚当避忌。

案三　前经咯血，阴虚可知，此番失血，为暑热迫伤阳络，热如燎原，时带咳逆，胁痛牵及中脘，脉象芤大而数，目前宜乎清暑和络为要策，如热久炽，颇虑迁变。

鲜石斛　知母　丹皮　白茅根　细生地　玄参　象贝　青蒿子　益元散　山栀　瓜蒌　丝瓜络

按：阴虚之体，复受暑热熏蒸，内热外暑交炽，燎原之势已现。火升气逆，时有咳逆咯血；火灼肝胃，胁痛牵及中脘；气阴两伤，脉象已见芤大。治法清暑和络虽为当务之急，养阴除热也属势在必需，故方用益元散、青蒿子、丝瓜络清暑和络；生地、玄参、石斛、知母养阴清热；瓜蒌、象贝为润肺化痰而设，丹皮、山栀、茅根为凉肝止血而施。诸药协同，共奏清暑和络、养阴清热之效。

案四　经云阳络伤血外溢。自去秋至今，咯血曾经三次，血凝成囊，恐有愈吐愈多，气分尚有余浊，脉象左部沉数，法当清营宣气，祛瘀生新。

参三七　丹参　丹皮　牛膝（盐水炒）　旱莲草　山栀　橘红　茯苓　生苡仁　仙半夏　淡甘草　竹茹

按：络伤血溢，离经之血不去，则新血不生，血不归经，出血难止。患者咯血频出，血出成囊成块，即为瘀血未去的明证，且左脉沉数，气分尚有余热，痰浊未清，瘀热痰浊狼狈为奸，吐血愈多。金氏以三七、丹参、丹皮、牛膝、旱莲、山栀祛瘀生新，清热止血；配以二陈、米仁利肺胃痰浊，而宣气分，是以气营清和，瘀浊自净，则咯血易止。

案五　春令咳呛失血，显然金囚木旺，脉象芤大，舌质糙燥，冷热络酸，气逆喉痒，春尽夏初，火气泄越，力疲肢软，里热然也，宜养金柔肝，壮水制火。

西洋参　川贝　旱莲草　女贞子　白芍　茯苓　石决明　丹参　青蛤散　茅根　牛膝　丹皮

按：春为风木之令，肝胆主气，生气升发而厥阴易逆。病发于春，木火易升，刑金犯肺，则咳呛咯血复作。叶天士说："交节咯血再动，总是既损难复之征。"患者咯血发于春夏之交，且脉来芤大，气逆喉痒，力疲肢软等，皆气阴俱损之候，故金氏处以西洋参大补气阴，合茯苓、川贝润养肺金；白芍、女贞、旱莲、青蛤散、石决明柔肝制木；佐丹参、丹皮、茅根、牛膝凉血止血。药因时制，契合病机，洵非老手不办。

案六　阴虚失血，气升咳嗽，失血之根起于已久，咳嗽之患由来非暴，真元渐耗，浮火渐炽，肺被火刑，清肃无权，脉象两手均见弦细，虚久不复，延防成损。当用柔静之药，以潜浮火而安肺金。

黛蛤散　川贝　橘红　旋覆花　玄参　丹皮　牛膝　女贞子　旱莲草　生地　粉沙参　茅草根

按：肺为五脏华盖，居位最高，其性清肃。真元渐耗，气火上逆，肺失清肃之令，咳嗽咯血不止。前人所谓久虚不复谓之损，是以虚久不复，势必迫入损门。金氏法以潜火不用苦寒，而以凉肝降逆、滋水涵木为治，药用生地、玄参、女贞、旱莲、牛膝滋肝肾之阴以潜虚浮之火；配黛蛤、丹皮、旋覆花清肝胆之气以制木火之逆，气火平静，金不受侮；更入粉参、川贝、橘红润肺保金。金氏治疗虚损咯血，重视滋阴潜火、清金制木，于此可见一斑。

案七　诸血由火而升，此君相之明征，梦遗亦火而动，此龙雷之不藏。血在上居多，故从君火上溢，精在下居多，故从相火下泄。投剂以来，未见复萌其血，夏至节后已经缓遗其精，掌心稍觉灼热，咽喉依然焮红，左脉尚大，右脉乃数，阳亢未潜，阴亏未复，离坎由此失交，精神因此失宁。滋真阴不足，宜咸寒；潜浮阳有余，宜介类，使阴平阳秘，则精宁神安。

炙龟板　陈阿胶　玄参　麦冬　甘草　炙远志　煅牡蛎　西洋参　鳖甲　茯神　枣仁

按：水与火本互既济，水亏则火旺。火旺者，君相之火有余。在上，心主之君火灼肺伤络而咯血；在下，肝肾之相火扰精泄窍而遗滑，上下同病，诸虚毕露。图治之法，金氏谓“滋真阴不足宜咸寒，潜浮阳有余宜介类”，盖咸味性阴入肾，有填精益肾之功；介类质重性降，有潜阳镇逆之效。乃宗《内经》“精不足者，补之以味”的治疗原则，在具体用药上，效仿叶氏而有发挥。

案八　七年吐血，三年大发，每剧于春，每吐盈盆，此番所吐，更多于前，动则即吐，静则稍瘥，血后有汗，血前颧红，脉象芤大，重按毛涩。阴中之火上升，冲任之气上逆，血海为之沸腾，吐血为之莫遏，真气不摄，营卫不调，蓄瘀不去，新血不生，故当纳气以摄血，参用去瘀以生新。

大生地　川石斛　玄参心　生白芍　白茯神　代赭石　青龙齿　生大黄　怀牛膝　粉丹皮　参三七　清童便

二诊：血海沸腾，吐血盈盆，下焦龙雷之火失藏，上焦肺胃之络被灼，脉象仍见毛涩，尺部又见垂露，气为血帅，气升血溢，欲求止血，务在摄气。

玄参心　杭白芍　大生地　炙龟板　左牡蛎　粉丹皮　鳖甲　制大黄　怀牛膝　紫石英　参三七　清童便

三诊：盖气与血，两相维附，气不维血，则散而无统，血不维气，则凝而不流，故阴气动则阴火亦动，阴火上夺则阴血亦奔，上溢于口，吐有盈盆，急当潜降龙雷之火，参用固摄真元之气。

大生地　杭白芍　炙鳖甲　白茯神　炙龟板　真阿胶　女

贞子　左牡蛎　紫石英　怀牛膝　炙甘草　吉林参

按：患者失血年久，屡经大作，血去气脱，动则即吐，静则稍瘥，血后汗出，是气虚不摄；血前颧红，是阴虚阳越；脉来芤大，重按毛涩，乃无根无神之象，是真元大伤之候。李东垣说，火与元气不两立，一胜则一负，元气既伤，阴火腾越，挟冲气上逆，以致血吐如涌泉。届此之际，亟当固摄真气，以潜降阴火，方克有济。处方非吉林参之峻，不足以补已匮之元气，非龙牡、石英、淮膝等不足以摄纳以救脱，配童便则能引火下行。而人之元气皆藏于肾，生地、女贞、龟板、鳖甲益肾中真阴而守欲脱之气，金氏尝谓："收摄龙雷须借介类"，俾使阴平阳秘，水火归藏，而血出渐住。是案一、二两诊，法虽中鹄，用药似欠合辙，未能突出重点，此是美中不足。

案九　脉来芤大，状似戴阳，九月初旬，忽然咯血，色紫有块，定系瘀血。吐血之后，阴分大伤，久则不复，以及于阳，男子脉大为劳，仿用建中，宗旨本重标轻，故当治本。

绵芪　云茯苓　叭杏仁　杭白芍　党参　甘草　牛膝　冬术　川贝　广皮　女贞子　南枣

按：久病失血，阴损及阳，而致阴阳俱虚。男子脉大为劳，本是仲景之论。这种大脉，不是气盛，而是精乏，其形必散大无根，所谓芤大之谓也。《金匮》对此等阴虚阳无所附，阳虚阴不内守之证，主以建中汤，尤在泾阐发说："故求阴阳之和者，必以中气；求中气之立者，必以建中。"金氏仿建中法而不囿于建中汤，此师古而不泥也。

案十　吐血太多，力有不逮，内有浊痰蒙扰，外有阴阳离决，头有汗泄，肢有厥冷，昨宵不得寐，今朝多烦躁，君火炽旺，相火妄动，正符《内经》所谓一水不胜两火。脉不起，苔黄腻，救阴则湿痰树帜，涤痰则正气耗夺，血脱补气，古有明训，今当仿之，以观何如，种种所见，病情危殆，在于旦夕。

吉林参　龙齿　牛膝　西琥珀　橘络　浮小麦　清炙草　牡蛎　白芍　濂珠粉　茯神　黑豆衣

按：血去气脱，阴阳离决，诚为失血症之大患，元气暴脱，中无砥柱，水湿留聚，泛痰上涌，大有蒙清昏厥之虑；失血阴竭，水不制火，君相妄动，则有烦躁不寐之变，脉不起者，气血脱也，苔黄腻者，痰浊泛也，内闭外脱，危在旦夕。此际若汲汲于救阴，则为湿痰树帜；若拘拘于涤痰，则使正气耗夺，金氏从血脱益气立法，可谓得其机要。药用吉林参、茯神、炙草，合龙牡、淮膝等补气固脱；濂珠粉、橘络、琥珀涤痰开窍安神。治法切中肯綮，用药丝丝入扣，非真知灼见者，断不能为。

肺　痈

案一　辛伤于肺，痰入于络，胸胁掣痛，引及腰背，冷热频作，口秽痰臭，脉来滑大，病起匝月，非肺痈即胁痛也，当泻肺，参用宣络。

冰糖炒石膏　白芍　川贝母　橘红　生苡仁　丝瓜络　青蛤散　桔梗　桃仁泥　淡甘草　旋覆花　芦根

二诊：口秽痰臭，由来月余，胃通于口，痰生于胃，秽气臭气皆属于胃火，火旺乘肺，则清肃之气失司，故咳逆绵延不已，有时骨节酸楚，有时形体畏寒，眠难胃纳式微，左脉小、右脉大，仿用千金苇茎汤，参用喻氏救肺汤。

冰糖炒石膏　丝瓜络　生苡仁　白芍　白前　淡甘草　川贝母　青黛拌蛤壳　橘络　桔梗　枇杷叶

按：本例为肺痈初溃，方予千金苇茎汤、桔梗散、黛蛤散加石膏、贝母清肺化痰，逐痰排脓为主，余药清金通络，随宜增损，前后二方，皆本前哲成方化裁而来，足见金氏学有根底。

胃　脘　痛

案一　土被木侮，肝厥脘痛，痛久入络，胁背亦痛，久病伤阴，掌心微热，心悸胆怯，多梦少寐，更衣燥结，脘腹不舒，脉象弦滑，舌质中剥，当泄厥阴以舒其用，和阳明以通其腑。

西洋参　川贝　橘红　白芍　云茯神　瓜蒌皮　木蝴蝶　左金丸　枳壳　竹茹　代代花

二诊：木失水涵，土被木侮，肝厥脘痛，频频举发，久痛入络，于是胁背皆痛，久病入阴，遂令掌心微热，心悸胆怯，多梦少寐，龈痛头痛，形寒形热，乃营阴之不足，而浮阳之有余，阴虚则血燥，更衣为之艰难，阳盛则气痹，脘腹为之窒塞，脉来弦紧而滑，舌质中有块剥，胃津日耗，肾液日衰，肝气愈失条达，胃气愈失和通，胀闷之势在所难免，治法泄厥阴以舒其用，和阳明以通其腑。

左金丸　白芍　木蝴蝶　竹茹　代代花　枳壳　西洋参

云茯神　橘红　川贝　瓜蒌皮　谷芽

按：肝木犯胃而致胃脘痛，病久伤阴，遂有掌热、寐劣、便艰、舌剥等症，故方用左金、白芍、木蝴蝶泄肝，取温胆汤和胃，配洋参补益气阴，合川贝、蒌皮宣肺通肠，更入代代花理气开郁，用药丝丝入扣，轻灵可喜。

案二　脘痛及背，背痛及胁，辗转不痊，已越四日，痛而且胀，中脘积湿积痰，阻气阻络，肝木素有郁勃，郁则化火，自觉腹有热气，即郁火也。旧春右手似痹似酸，今春左足似麻似木，左右升降交错，阴阳道络窒碍，升多降少，肺亦受害，喉痒咳呛是其征也。一团气火湿痰互相胶聚于中，遂使脾失其运，胃失其布，饮食易停，更衣为艰。痛属乎气，气属无形，气之升降无定，痛之上下无常。脉象两关弦涩，舌质中央薄腻，治法疏肝之郁，宣胃之滞，借此潜降其火，疏化湿痰，俾肝胃和则气络自通，气络通则胀痛自止。

八月札　姜半夏　瓜蒌仁　青皮　桂枝　丝瓜络　竹茹　九香虫　金铃子　玉蝴蝶　橘络　白芍　玫瑰花　郁金

按：素有肝郁，木失条达，致中焦积湿积痰，造成气、火、痰、湿互相郁结，气机升降为之错乱，虽见症繁多，但病变之重心在于肝胃不和。金氏遵《内经》“木郁达之”之旨，以疏肝解郁为主，兼化胃中痰湿，如是则诸郁得解，肝胃调和，病可向安。

案三　肝肾阴分不足，延及奇经八脉，汛水先期，时或带下，近以挟食阻气，加以夏令之湿随气逗留，致使脘腹作痛，痛久入络，故胁肋前后皆痛，胃纳式微，大便维艰，脉来濡而不畅，右部小软带弦。体虚湿留，未便峻补，当先疏木以舒络，和胃以通腑，务使络隧流通，腑气宣畅，庶有通则不痛之义。

桂枝炒白芍　川楝子　延胡　青皮　吴萸炒川连　枳壳　豆蔻　橘络　半夏　茯苓　瓜蒌　丝瓜络（红花染）

按：金氏治胃脘痛，宗叶氏“通则不痛，通字须究气血阴阳”之训，多从“通”法着手。本例脘痛起于肝肾阴亏，加之挟食阻气，更兼暑湿逗留，为正虚邪实之证。腑气宜通，当前治法，未便峻补，以桂枝、左金、小陷胸、小半夏加茯苓、金铃子散诸方合化，疏肝抑木，和胃通腑为治。方中用丝瓜络（红花染），盖因痛久入络，是取其活血通络之意也。

案四　纳谷式微，中土少砥柱之权，胃脘作痛，气分失宣运之机，痛剧入络，故心背牵引亦痛，痛剧动肝，故肝气上乘作噫，胸中自觉冷者，清阳失展何疑，脘次颇觉闷滞，浊阴蟠聚使然，左关脉象弦紧而大，右关脉来软涩带滑，舌苔薄白，根底微腻，当用疏肝调气，宣中理湿，使肝胃气机得畅，有通则不痛之义。

丁香炒白芍　九香虫　青皮　云神曲　谷芽　八月札　香附　茯苓　姜半夏　川郁金　枳壳　瑶桂

按：中阳失旷，浊阴蟠聚，气失宣运，脘痛由是而作。中土既虚，肝木乘之，而成肝胃不和之证。治以温通中阳，疏肝理气为主，仍取“通则不痛”之义。

案五　肝强脾弱之质，中焦易受湿浊，浊阻气分，不通则痛，连及胁肋，半由病久入络，半由肝木横逆，因肝脉贯于膈，布胁肋所致。脉象左部紧大，右手滞窒欠利，时或呕恶吐酸，纳谷索然，由其肝木乘犯阳明，遂使胃失下行为顺之旨。痛甚之际，稍有汗泄厥冷，乃胃阳已久戕伤也，当于温运理中，佐以辛香宣络，且肝得辛香，亦有泄肝之一助。

吉林须　於术　黑干姜　茯苓　姜半夏　橘红络　淡川附　乌药　桂枝炒白芍　枳壳　带壳豆蔻　红花拌丝瓜络

按：大凡脾宜升则健，胃宜降则和。本案脾胃阳虚，浊阴踞中，方以附子理中、二陈为主，吉林参用须者，取其力薄兼通之意，配乌药、豆蔻、枳壳之辛，则成通补阳明之剂，此即叶天士所谓“府阳宜通”之意。又因病久入络，故以红花拌丝瓜络、橘络兼通络道。金氏于此等症，每兼用白芍，一可泄土中木乘，止脘腹之痛，一可滋营而和附子理中汤温燥劫阴之性，柔以制刚也。

案六　证由气营二亏，外乏卫阳之充养则形寒，内失营阴之灌溉故经少，然阳能生阴，气能生血，所以补气即可以生血也，见症面黄乏华，大便欠实，腹笥常痛，按脉弦细而涩，左脉更弱，脉症参论，系是肝木少柔润之机，脾土失输化之权，清阳少升，浊阴失降，气虚胜于阴亏，专用重培其气，仿东垣补中益气汤，参入柔药和肝。

绵黄芪　米炒党参　熟於术　广皮　茯苓　白芍　归身　胡桃肉拌补骨脂　升麻　柴胡　盐水炒甘杞子　南枣　煨老姜

按：形寒经少，大便欠实，面黄乏华，乃气营两亏之象，而气虚尤甚于阴亏，故取阳能生阴，气能生血之法，先予补中益气汤升举脾阳，补骨脂培命门之火，入姜枣以调营卫、和胃气，而肝营之亏又当兼顾，庶缓其横逆之势，其痛可止，故配白芍、杞子滋营益肝，寓叶氏“刚药畏其劫阴，少济以柔药”之法。

案七　平日静而多郁，思而多虑，郁则伤肝，虑则伤脾，木土同仇，升降窒阻，纳谷久废，胃气大伤，清阳不展，浊饮盘聚，浊为阴邪，随气上乘，气逆浊升，涎沫泛泛欲吐，中脘温温作痛，气乘于络，脘胁为之觉胀，邪伏阴脏，三疟为之纠发，脉象左右两关略带弦紧，按之不大不小，舌质薄白而净，二便俱欠通利，九窍不和，都属胃病，浊乘清位，头晕而痛，症见丛杂，调治甚幻。目前只从于胃，以冀得谷则昌，至于浊饮留聚，非温运扶阳不可，第其肝气横逆，非旋覆代赭不平。现在不必瞻顾三疟之症，先贤所谓无痰不作疟，痰与饮同类相从，俾得饮蠲则疟不治而自罢矣。

吴萸　枳壳炒白术　青皮炒白芍　川郁金　旋覆花　吉林须　瑶桂　茯苓　姜半夏　谷芽　生姜　大枣

按：中虚木横，痰饮盘聚，升降失司，胃气上逆，症见脘胁胀痛，泛呕纳差，方以旋复代赭合吴茱萸汤、枳术丸化裁，意在平肝和胃，蠲饮降逆。金氏治中虚木横，浊气上逆，恒用旋复代赭汤加减，此其例也。

案八　久患中脘作痛，近有两旬不发，脉见沉细而弦，舌质薄白少苔，究其脘痛之因，必是木土失和，木郁则气机易升，土弱则湿痰易聚，痰气互相胶结，中脘为之作痛，治当疏肝调气，和脾利痰。

仙半夏　茯苓　橘红　香附　川郁金　桂枝炒白芍　乌药　枳壳炒白术　佛手柑　牛膝　丹参　杞子

按：本案病机木郁土弱，木郁则气机易升，土弱则湿痰易聚，故方以二陈、枳术运脾化痰，复加郁金、香附、佛手、乌药疏肝理气，此肝胃同治也。又肝郁日久，肝阴暗伤，故配以丹参、白芍、杞子养血柔肝以缓肝急。全方动静结合，刚柔相济，可见金氏制方之妙。

案九　胃脘痛，喜休息，中嘈知饥难纳，入暮痛势更剧，时或呕泛清水，右部关脉紧滑而大，有年胃阳孱弱，浊饮盘踞不撤，治当两和肝胃，用苦辛温合法。

吴萸拌黄连　枳壳炒白术　干姜　丁香炒白芍　桂枝　姜半夏　茯苓　川郁金　蔻壳　广皮　谷芽　八月札

按：胃阳素弱，浊饮盘踞，脉滑，呕泛清水是其验也；中土既虚，肝木乘之，是以脘痛、嘈杂所由作也。方用苓桂术甘、二陈、枳术配合干姜，旨在温中化饮，复加郁金、八月札、蔻壳疏肝理气，白芍敛阴泄肝，更入黄连之苦寒，以为反佐。全方苦辛温合化，俾中阳得振，痰饮得化，胃复通降之职，肝复条达之性，如是肝胃调和，诸恙自可向愈。

案十　头痛逢冬则剧，此水不涵木也。脘痛五月，肢末常冷，得甜始缓，纳食如常，此肝厥中虚也，两关脉来紧大，先当健中理胃。

西党参　茯苓　桂枝　干姜　饴糖　於术　炙甘草　白芍　仙半夏　红枣

按：本例脘痛伴肢末常冷，得甜痛缓，中阳虚衰，肝木乘侮可知，方用小建中汤合六君子汤化裁，培土抑木，是为正治。且脾胃健旺，化源充盈，津液亦可恢复，如是则水能涵木，头痛可缓。

呃　逆

案一　呃逆一也，中下判焉，中焦呃忒，其声短，浊饮蟠聚也；下焦呃忒，其声微，正邪搏也。今见呃忒，甚而呕恶，责之中焦为患，经云脾气散精，上输于肺，地气上升也；肺主治节，通调水道，下输膀胱，天气下降也。试观天地间有时地气上为云，必得天气下降为雨，二气相合，晴爽立至，设或地气多升，中焦必有晦塞，浊饮无以所化，上逆于肺，呃逆作矣。丹溪云上升之气多从肝出，肝有相火所寄，气升则火升，火升则浊升，浊升则呃升，呃升则呕升。脉象左部柔细而缓，右部偏大而滑，舌苔满布腻白，尚无枯燥索饮，患起多日，纳谷如废，后天胃气已少坐镇之力，厥阴肝木似有上乘之势，今订理中汤加附子，以扶胃阳而搜浊饮。

别直参　於术　茯苓　黑甘草　广皮　牛膝　丁香炒白芍　代赭石　干姜　川附子　姜半夏　荷蒂　上上真肉桂

二诊：身半以上阳主之，身半以下阴主之，阴气过甚而乘阳位，则有气满呃忒，所谓地气上为云者是也。浊邪本居下焦，每随火势而上升，所谓火升者浊气升也，然浊气随火而升，亦可随火而降，但阴火本非实火，原非苦寒泄降以为善策，昨投理中汤加附子以扶胃阳，而逐浊阴，顷已呃忒平复，胃纳亦进糜粥，脉象右部仍形偏大，较之于昨略见和缓，兹当仍蹈前辙，第其大便未更，腑尚窒滞，略佐和胃通腑，按腑以通为补之义。

附子　干姜　黑甘草　广皮　牛膝　冬术　广郁金　谷芽　瑶桂　云茯苓　麻仁

按：丹溪论呃逆谓“人之阴气，依胃为养，胃土伤损，则木气侮之矣，此土败木贼也，阴为火所乘，不得内守，木挟相火乘之，故直冲清道而上”，正此谓也。然火有阴阳虚实，本案乃阴火上乘，方以附桂理中汤温中祛寒，驱散中焦晦塞之气，又以二陈汤化饮，皆为培土所设，取仲景制木必先安土之意，另投牛膝、代赭潜降肝阳，芍药柔泄，丁香辛通，荷蒂升清，肝阳潜，肝气顺，则上逆之势缓矣。服一方即效，二方入麻仁通府气，务使胃气息息下行，则呃逆可除矣。

泄　泻

案一　积食伤脾，挟湿阻气，脾伤则运迟，湿胜则成泻，升降之机失司，清浊之气欠分。夫中焦主泌别清浊者，中焦脾胃既窒，不独清浊混淆，而大肠小肠膀胱亦受其病。盖胃为六腑之总司，因小肠居于巨虚下廉，大肠居于巨虚上廉，此二穴皆在三里穴之下，故大肠小肠皆禀受其气，而膀胱之气化亦赖中气之运行，胃气不循常度，则六腑为之欠利。大肠不畅则里急后重，小肠不利则溲溺艰少，膀胱不司则少腹作胀，气乱于中，腹笥鸣动，患起浃旬，纳谷式微，乃津液虽未戕害，其真气已受孱伤，易曰：履端于始，序则不愆，升已而降，降已而升，如环无端，主化万物。盖胃为水谷之海，饮食入胃而精气先输脾归肺，行春夏之令，乃清阳为天者也，升已而降，下输膀胱，行秋冬之令，乃浊阴为地者也，设或升降乖违，不病而自病焉，求之于此，则知履端之义。顷诊脉象左右均得弦细，重按根基颇欠流利，舌根脱苔，中甚黄腻，腻为浊邪，黄为湿热，调治之道，未便偏补偏攻，攻则清气易陷，补则浊气易升，且混浊为粘腻之性，最难骤然廓清，如再酿蒸，防成滞下，为今之计，当分清浊为上策，调行腑道为辅佐，务使清者升浊者降，则泄泻不治而自止，腑阳通脾气运则混浊不攻而自罢。

江西术　云神曲　川萆薢　广皮　姜半夏　扁豆　车前子　赤白苓　广木香　葛根　阳春砂　谷芽

按：案语多从《内经》、《脾胃论》演绎变化而来，尤于升清降浊之论，颇具卓见。此老博览群书，娴熟古籍，于是信手拈来，头头是道。药似平淡无奇，取轻清流动之性，疏通气机，调其升降，俾清升浊降，脾胃调和，邪解而病可愈矣。

案二　三岁稚子，仅进乳汁，脾胃势必娇嫩，湿邪乘虚蟠聚，湿愈胜脾愈虚，健运之机必失其度，升降之机亦有窒碍，忽水泻，忽溏薄，绵延二旬，次数日甚，自昨至今，遍数减少，手指厥冷已将过肘，足趾不温已经越膝，顷刻间稍觉温暖，左指纹已越辰关，脉数促，苔薄腻，土既不足，木将乘侮，治法和阴阳之逆乱，参用分清浊之混淆，调脾土以熄肝木。

米炒於术　仙半夏　广皮　扁豆　钩钩　车前草　茯神　神曲　桂枝炒白芍　炒苡仁　木香　姜炒竹茹

二诊：后天失培，乳汁酿湿，脾家输运失灵，胃家宣通失司，清浊因之混淆，阴阳因之逆乱，忽有大便溏薄，忽有更衣泄泻，下而不多，色见深黄，身体不甚壮健，四肢不甚温暖，左指纹隐而不见，右指纹露而带紫，脉濡数且大，舌质黄且绛，溏泄淹缠已越两旬，脾愈伤胃愈弱，消磨更失常度，纳食间有呃逆，和阴阳之逆乱，调脾胃之升降。

米炒於术　炒扁豆　茯苓神　山楂炭　神曲　新会皮　苡仁　桂枝炒白芍　仙半夏　冬瓜子　木香　鲜莲子

按：病起二旬有余，缠绵不已，泄泻次数转频，指纹已越辰关，将有慢惊之忧，手足发冷，泄泻呃逆，皆脾为湿困，中阳不能健运之象。前后二方，健脾通阳，协调升降，一以杜慢脾之渐，一以培生生之气。

痢　疾

案一　先痛后泻，肝病传脾，先泻后痢，脾病传肾。痢之为病，虚实各殊，夏秋得此，每属多实多湿，病久得此，每属多虚多寒，气伤及血，痢见红色，肠失关闸，痛痢无度。胃失容纳，饮食不进，寐有恍惚，心肾已失交济。舌有腐白，津液已失灌溉，左脉转形细弦，右脉仍形细涩。多泻脾伤，多痢肾伤，脾为万物之母，肾为万物之元，脾肾两经，关系根本。脾肾俱伤，根本俱竭，关闸从何而固？泄泻从何而止？气已下陷，设再行其气，后重岂不更甚乎？阴本消亡，若再通其滞，津液岂不愈竭乎？火者土之母，虚则补其母，立方拟用益火生土。务使火强则转运不消，土强则升降自如，添入堵截阳明，以固蓄漏卮。

别直参　补骨脂　五味子　炙甘草　禹余粮　淡吴萸　赤石脂　大熟地　伏龙肝　炮姜炭　煨肉果　奎白芍

按：罗天益说："有自太阴脾经受湿而为水泄虚滑……久则防变而为脓血，是脾经传受于肾，为之贼邪，故难愈也"。又说："太阴主泻，少阴主痢"。先贤所论，即金氏："先泻后痢，脾病传肾"之所出也。方以四神丸合赤石脂禹余粮汤为基础，功具温肾、暖脾、收敛、涩肠、止泻，并合别直益气，白芍和阴，熟地补肾，伏龙肝、甘草和中厚胃，炮姜炭温中入血分。此案论述脾肾精辟，方药亦丝丝入扣，足堪师法。

案二　年方强壮，体素清癯，肝脾二气向欠条达。肝郁则下焦为瘕疝，脾郁则中焦为停饮，旬日间来复添腹痛肠澼，肝脾气营更形受损。肝伤则下青，脾伤则下黄，气伤则痢白，营伤则痢红。胃纳日减，生机日钝，痢下既多，脾阳伤及肾阴，肾司五液，而主开合，肾伤则关闸易开，阴虚则津液自燥，而腑肠之浊邪挟肝脾之阴火，互相升腾，咽喉腐菌。舌苔垢燥，舌尖色绛，两关脉象弦细，两尺俱见镇静。治当清养胃腑以保津液，滋益肾阴以救本原，俾容纳有权则中气自振，有不治痢而痢自止。若徒以补脾是务，温燥浪投，所谓抱薪救火耳。

西洋参　麦冬　阿胶　石莲肉　云茯神　银花　霍山石斛　生地　白芍　扁豆　炙甘草　糯稻根须

二诊：年当方刚，体亦清癯，阴虚火旺，固其常也。肝脾二气，素失条达，肝郁则下焦为之瘕疝，脾郁则中焦为之停饮，腹痛肠澼，经有浃旬，肝脾气营大为受伤，肝伤则下青，脾伤则下黄，气伤则痢白，营伤则痢赤，胃纳日钝，生机日减，痢多不独脾伤，肾阴亦受戕损，肾司五液，而主开合，肾无摄纳之力，关闸易开，脾无灌溉之资，气阴易燥，而肠腑之浊邪，挟肝脾之阴火，互相升腾，咽喉腐菌，有由来也，舌苔垢燥，舌尖色绛，两关脉象弦细，两尺俱见镇静，调治之法，颇有偏倚，养阴则碍脾，补气则碍胃，而阴中尚有伏火，则主治更为棘手，为今之计，无暇论及伏邪，扼要以图，姑当补救阴液，以救竭蹶，而熄焚燎。

阿胶　麦冬　西洋参　甘草　白芍　银花　大生地　石莲子　茯神　糯稻根　扁豆　霍山石斛

按：痢为湿热积滞于肠腑。痢下赤白，气血必伤，痢下不止，脏腑膏脂悉从下去。患者素为肝脾二气欠达，病痢则肝脾气营益损，久而脾阳损及肾阴。今痢下腹痛，咽喉腐菌，舌红质燥，脉见弦细，一派气阴两亏，浊火上干之象，故金氏法以养胃益津是为对症之治。然本证似五色痢，五脏俱伤，气阴两损，正气不支，邪气猖獗，斟酌施治，颇费心机。金氏毅然投加减复脉汤以补益气阴，入霍山石斛则养液之力更著，并以石莲、扁豆培养胃气，糯根滋养胃阴，银花清热解毒，茯神健脾宁心，病虽难治，而立方却主旨显明，与一般治痢之法，迥然有别。

案三　大衍之年，阴气始衰，操劳之体，真元暗耗。脾家素所不足，遇感即有滞下。现因暑湿相乘，由气分而入脾营，酿成赤痢，间兼白积，临厕腹痛后重，小溲欠利。一经培土生津，痢行较减，但为日无多，其邪断难廓清。夫暑为熏蒸之气，最易销烁津液，而湿为重浊之邪，尤易窒滞气机，所以脘腹自觉满闷，咽喉曾起腐白，脉象左右滞涩，舌质燥而欠润。顷有体热，口渴索饮，显是邪热之炽盛，种种病状皆由真阴未病先虚，现在虚多邪实，攻补甚为牵制。当先急治其实，实者邪也，因邪亦能耗元，故从其标，俟诸暑邪廓清，气腑宣利，然后专用培元扶土。

白头翁　秦皮　吴萸炒川连　川柏　熟扁豆　银花　广木香　赤苓　采云曲　山楂炭　车前子　荷梗蒂

按：《伤寒论》曰："下利欲饮水者，以有热故也，白头翁汤主之。"金氏每宗之。此案立论精切，立法主次先后，井然有序。

案四　《内经》云肠澼下血，脉悬绝则死，滑大则生。痢有半月之久，顷诊左脉弦大，右部濡细，重按颇有断续。左脉弦大者非佳兆也，是厥阴挟热下痢之征也；右部濡细断续者，乃脾胃全无生气之机也。肛门如烙，血来如箭，挟热下痢，理有可征，肝不藏血，脾不统血，故痢血愈下愈多，中脘似觉满闷，胃纳所进式微，此肝火壅遏胃口，所谓噤口恶痢也。血去阴伤液耗，舌苔黑似烟熏，溲为闭塞欠利，仿仲景法以白头翁汤入固摄营阴以塞漏卮，培益坤土以资运纳，方冀得谷则昌，否则岌岌可危。

吴萸炒川连　禹余粮　白芍　於术　白头翁　丹皮　赤石脂　银花　新会皮　川柏　地栗　秦皮

按：厥阴热痢，丹溪谓之肝痢，白头翁汤是为正治，增入银花、丹皮、白芍清热解毒，兼滋营凉血，用以除痢止血。盖噤口痢之作，乃由肝火壅遏胃口，肝火得宁，则胃口自开，川连配吴萸，即取辛开苦降之意，入新会皮理气，於术培中，兼扶胃气。无如血下如箭，故参用赤石脂禹余粮汤涩肠止泻。综观全方，清肝之中兼顾醒胃塞漏，方意周全可法。

案五　暑湿热与血气混淆，酿成澼痢，痢见赤白，气血俱虚，临厕甚密，腹痛里急，脉象小滑而数，纳废呕恶，似属噤口痢也，当用培土和中，以冀得谷则昌，否则恐难治也。

熟於术　木香　秦皮　白头翁　上川连　广皮　姜半夏　车前子　制川朴　银花　山楂炭　鲜稻头

按：丹溪云："噤口痢，胃口热甚故也。"此案气血俱虚，中虚尤甚，故以于术健脾，培植中气；痢密脉数，肠胃热甚，故投白头翁汤（去黄柏）清热解毒，扶正祛邪兼施，与《金匮》产后下痢虚极用白头翁加甘草阿胶汤理法相同。惟鲜稻头一味颇具巧思，古用陈仓米补胃气以除噤口痢，金氏尝用鲜稻头者，取其初得天地之气，滋生胃津，以其醒胃耳。

案六　伏暑至深秋发现，其气道深远，留入肠腑，郁遏难伸，近挟食滞油腻，伤其脾胃，输运失职，食与伏邪互郁相结，酿成滞下，日夜无度，腹痛溲少，努责后重，脘满纳废，舌苔腻白，脉象左部弦紧，右手寸关独大，两尺柔弱，病起浃旬，脾少运行之权，胃失醒豁之机，清气不得上承，浊气焉能下降，证名噤口痢也，目下以胃气为要务，姑当辛芳醒胃，以冀得谷则昌，参入疏运腑气，以宣伏邪，务使通则不痛。

藿香梗　白豆蔻　煨木香　姜半夏　新会皮　采云曲　吴萸炒川连　川萆薢　山楂炭　车前子　炒枳壳　炒於术　鲜稻穗、伏龙肝二味煎汤代水

按：此乃噤口痢之实证，由伏邪与食积互郁相结而成，故方以枳壳、木香、藿梗、豆蔻宣运胃气，以祛伏邪，半夏燥湿止逆，合吴萸川连辛开苦降，楂炭消血积，云曲消食积，於术扶胃气，车前子、萆薢通利水道，俾三焦之湿热，咸得长驱而直决也，鲜稻穗醒胃生津，伏龙肝涩肠护胃，此伏邪与食积兼治之法，要在醒其胃气，疏通积滞。

案七　暑湿热与食滞交阻不化，浑入肠胃气血，酿成滞

下，邪伤血分居多，所以痢见红色，腹无痛楚之形可见，气分尚无大窒，起于一旬，胃不纳谷，此噤口痢之候也。胃气困乏，浊阴上僭，遂使清阳不得伸展，所以昨日已有呃逆，顷诊脉象颇有阳刚之势，右尺更见滑实，舌苔腻白，喉起腐肉，在高年患此，大为棘手，姑拟疏肠府之积滞，培气营之不足，参入醒豁胃气，以冀得谷者昌。

京中尾　於术　炒黑干姜　当归　白头翁　秦皮　吴萸　炒川连　谷芽　车前子　神曲　枳壳　楂炭

按：高年体虚，而病噤口痢，邪气鸱张，正气难支，取理中、当归护阳益阴以固其本元，合白头翁汤清肠止痢，复加清热解毒，疏肠导滞之品以袪除病邪，方意颇合丹溪人参配黄连治噤口痢之旨。尤以胃气为本之论，始终贯串治痢之中，得谷则昌，确有至理。

便　血

案一　年逾花甲，精神矍铄，体质丰腴，湿痰偏胜，素患痔漏，气虚断然无疑，今因便血下注，营虚自可想见。营血生化之源在于脾胃，胃为水谷之海，多气多血之乡，脏病腑病无不兼之。脾为运磨之职，又为统血之司，积食积血悉属于脾，运磨失职，统血失权，血为离络，食为积滞。血离则成瘀，食郁则生痰，痰阻气道，膺胁为之作痛，瘀蓄阴络，便后为之下血。《内经》所谓阴络伤血内溢，血内溢则后血。阴络者，脏腑隶下之络也，后血者，便后见血之名也。顷诊脉象左手三部小软而弦，右关尺部缓软而涩，惟气口部分独见虚滑。气口属肺，脉见如是，半由真气之不足，半由湿痰之有余。气虚是本病，湿痰是标病，治本为宜，治标为劣。况有形之血虚伤于下，而无形之阳渐升于上，若不固摄培补，阴阳从何交恋。拙拟大补元阳，以冀阳生阴长，佐与龙牡介类，使其浮阳潜降，而湿痰之阻留，还当瞻顾一二。

绵黄芪　当归　於术　黑甘草　茯苓　龙骨　牡蛎　姜半夏　橘红　白芍　鳢肠　别直参

二诊：经曰：阳络伤则血外溢，阴络伤则血内溢，络者脏腑所出气血之别络也。阳络者上行之络也，伤则血外溢，血外溢则衄血，阴络者下行之络也，伤则血内溢，血内溢则便血。前经下血如注，并无腹痛后重，似非气分有滞，定是营分有热。血为热迫，遂使动则下血，究其血之原委，肝脾实属有关。肝藏血，脾统血，肝有风热蒸扰，藏血为之失司，脾有湿热蕴蓄，统血为之失权，肝不藏，脾不统，则血不得宁静，随气从下为注。血去则阴伤，肝木更欠镇摄，寐中似有恍惚，下多则气伤，脾土愈失健运，饮食似觉懈纳。气分虽不窒滞，水谷定有凝聚，留于胸中，悉化为痰，痰阻络道，胸乳隐痛。下虚上实则耳鸣，气虚络空则体倦，肝家郁热上升为口苦，脾家湿浊蕴积为舌白。脉象左三部虚弦而细，右寸关部仍形虚滑，两尺颇觉藏蛰，重按似欠振足。血为气配，气升则血升，气降则血降，调治仍用峻补气分，务使气升则血不得下注，佐以龙牡潜阳，以冀阳藏则寐自然安宁，复入养肝之阴以清营，补脾之气以搜湿。

炙绵芪　归身　白芍　於术　姜半夏　丹皮　橘红　茯苓　地榆炭　龙骨　牡蛎　别直参　红花染丝瓜络

按：便血一证，《金匮》以先血后便为近血，先便后血为远血。近血者，古谓“肠风”、“脏毒”，多由湿热风火而致；远血者，古谓：“结阴”，是脾虚中伤为患，是患便后下血如注，脉象小软濡细，证属中气不足，脾虚失统，且因血去阴伤，虚阳上越，更兼痰湿内滞，肝有郁热，故金氏治以参芪术草等补气摄血，复加龙牡介类潜阳，更佐二陈化痰祛湿，丹皮白芍鳢肠地榆凉肝清营，治本为主，标病兼而顾之。

臌胀

病案　三春木旺用事，木气激伤阳络，始患失血，继而腹胀，延绵以来，气血失畅，清浊欠分，浊气在上，腹大如鼓，脐亦凸，腰亦圆，满腹青筋突露，两足跗面俱肿，脉象左右沉滞而弦，舌苔薄白，口渴引饮，病属脏阴受耗，腑阳痹阻，经络肌肉壅滞，种种病源，根蒂牢固，草木功微，诚恐难图。录方宣通气血之凝结，开导六腑之窒阻。

贡沉香　香橼皮　茯苓皮　猪苓　牛膝　车前子　软柴胡　升麻　当归　冬瓜皮　瑶桂炒白芍　青皮

按：臌胀之为病，多由湿热黄疸，痞结癥瘕，或酒食不当，或虫蛊侵蚀，以致气血壅滞，络脉瘀阻，水道不行，清浊相混，病始肝脾两损，久必渐次累肾，迁延日久，每多难愈。根据该患证情，当知素有肝郁痞结，时逢春木行令，则木火肆逆伤络，失血伤气，以使气血失和，脉络不畅，清浊难分而臌胀病作。病证肝脾损伤，血气凝结，金氏治法柔肝理气可畅行气血，运脾利湿以疏通三焦。然此等病症，根深蒂固，图治殊非易易。

癃闭

病案　两足酸楚，不便行动，起于十月初旬；少腹高突，小便癃闭，发于本月中旬；大便将旬始得更衣，小溲点滴不获通行，当脐之下少腹之上，有形横突日益增大。水道一日不通，气道一日不畅，渐至气入于络，胸膺胁肋俱胀，形寒形热，忽来忽去，舌质糙黄，脉象弦紧，三焦决渎失司，膀胱气化失职，升降交阻，津液互伤，急当通其气道，参以和其水道。

上瑶桂　制甲片　桃仁　牛膝　丝瓜络　知母　海蜇　川黄柏　车前草　木通　蟋蟀　地栗　金铃子

二诊：十月初头发现两足酸楚，本月中浣又加小溲闭滞，此三焦失决渎之司，而六腑失传输之职。近来大便亦不畅下，小溲又见涓滴，水道日窒，气道日塞，旧湿从何而去，新湿乘机而来，通泄愈滞，升降愈阻，少腹高如阜，按之坚如石，流行之气留于经络，胸膺胁肋皆见胀满，脉息弦细，舌质灰燥，治法通腑通络，藉此和气利水。

川萆薢　瑶桂　川芎　川柏　控涎丸　牛膝　海蜇　车前子　甲片　桃仁　知母　两头尖　红花染丝瓜络

三诊：大肠传导失司，大便二日一行，小肠受盛失职，小溲不循常度，有时频多；有时涓滴，当脐之下，少腹之上，忽而有形，忽而无迹。惊蛰将届，春阳萌动，肝木由此怒张，胃气竟受戕侮，夜寐不多，胃纳颇少，身半以上经络掣胀，身半以下经络酸楚。病缠已将三月，肝肾精营两伤，六脉弦细，舌质净白，猛剂妨碍气血，断不可施，缓剂宣通经络，似为妥当。

归须　桃仁　炒知母　茯神　枣仁　红花染丝瓜络　瑶桂　栝蒌　黄柏　芽谷　盐水炒牛膝　海蜇　大地栗

按：《素问·灵兰秘典论》谓："膀胱者，州都之官，津液藏焉，气化则能出焉。"人身之水液能流注膀胱，且开合排聚，皆赖肾之气化。该患尿无所出，或涓滴不畅，少腹膨大，按之石硬，是为肾虚气化无权，血气运行不畅。金氏用通关丸滋肾通关，合牛膝、桃仁、丝瓜络、炮甲片、川楝子等活血行气，疏通三焦水道，加车前、木通、蟋蟀等行水利尿，促使水湿下夺。更取海蜇、地栗消结软坚，并助利尿之功。二诊之后，尿溲虽未完全恢复常度，但已不闭而频下。法似对证，药亦中肯。

癫　狂

案一　体素清癯，阴分必虚。虚则木火易升，兼挟酒醴化湿，湿火相互酿痰，蒙扰精灵，发生怔忡。癫狂已阅两年，发时神昏语乱，逾时神清志宁，脉象弦细，舌苔白腻。病是七情致伤，遂使五志逆乱，录方养心之荣，参用豁痰潜阳熄风。

丹参　枣仁　云茯神　橘红　竹茹　胆星　远志　怀小麦　炙甘草　白芍　柏子仁　滁菊　桑叶

按：《灵枢经·邪客篇》谓：心者“精神之所舍也。”人之一切精神意识，思维活动，皆心所主，七情内伤，五志逆乱，更兼痰浊上蒙，心神不能自主，则有痴狂癫呆之疾。癫狂之分，躁动属阳为狂，静默属阴为癫，此《难经》所谓重阴则癫，重阳则狂是也。该例病发二年，时有神昏语乱，是为顽痰蒙扰而心营有亏，木火亢盛，故金氏治以滋养心营为本，涤痰熄风为标，使心得血养，痰不蒙扰，木火潜降则神明自主，癫狂可愈。

案二　胃热则虫动，虫动则胃缓，胃缓则廉泉开，则涎下，此病机篇之言也。夫涎唾之源也，一由脾不摄其精，一由肾不纳其水，半由木火之升腾，半由胃热之蒸灼。木火消烁精华，形容为之日瘦，阳气不潜于阴，寤寐为之日少，涎入于胃，与火相搏，上扰清阳，神识有时烦躁，下阻浊道，更衣有时坚结，左脉搏指而滑，液沫即是津液，津液即是至宝，愈唾愈伤，阳动阴涸，在所不免，欲保阴液，务在甘酸，欲潜气火，端在咸苦。

青龙齿　橘红　白芍　贝母　淡甘草　犀角汁　陈胆星　枣仁　茯神　牛膝　左牡蛎　生竹茹

二诊：夙有癫证，近加唾涎，肾不纳气而为唾，脾不摄津而为涎，就此而论，关系脾肾，《内经》云脾为涎，肾为唾也。涎沫为胃中之津液，津液乃身中之元气，自唾涎沫已逾匝月，津液竟日趋于困穷，元气遂日沦于凋敝。胃纳尚强，定是胃火，火盛不独令涎沫而上涌，亦且灼津液而酿痰，痰盛非特阻娇脏之清肃，抑且窒气分之升降。寤寐或有或无，神色时躁时静，左脉搏指而大，右脉弦急而滑，治当甘酸，一可补救津液，一可约束涎沫，参用咸苦，半泻胆胃实火，半潜龙相虚火。

青龙齿　川贝　淡甘草　橘红　玄参心　白芍　竹茹　犀角汁　茯神　左牡蛎　枣仁　陈胆星　丹皮

三诊：本病癫证大发，昨夜不寐达旦，烦躁狂舞，起坐不定，总有阴阳错乱，木火相戾，遂使阳动化风，火盛生痰，痰火相搏，蒙蔽胆胃，胆失中正，言语处世不获周施，胃失通降，水谷精华徒化痰涎，涎沫滔滔于口，竟未有所底止，津液腾腾于上，逐渐枯耗形容，五志之阳，由此煽动，七情之火，亦为炽升。阳极似阴，手指似觉厥冷，阳蒸于阴，胸膺时觉有汗，左脉搏手，右脉急疾，重按六脉至数不明，口渴欲饮，舌苔薄白，诸躁狂越皆属于火，诸唾涎沫皆属于水，治法大旨，援此二义。

真西珀　川贝　石决明　橘红　玄参　白金丸　龙齿　左牡蛎　伏神　陈胆星　竹茹　净枣仁　犀角汁

四诊：癫与狂有阴阳之分，狂与癫有痰火之殊，历久不痊，根蒂固深，非草木所能疗，有愈之方其仙乎？要知人之言语处世周旋，全赖胆腑决断有权，胆失决断，源由痰蒙，则枢转失司，而机关欠利，久而久之，牵及神志。心为藏神，肾为藏志，心肾不交，水火不济，有时恬寐，有时不寐。口唾涎沫，由来已久，涎为阴之静物，无有不从火升，脉象搏指，左弦滑，舌难伸越而质灰色，病虽由于根本发生，而目前图治仍宜以涤痰为君，潜火为臣。

青龙齿　川贝　净枣仁　橘红　白金丸　玄参　犀角汁　左牡蛎　茯神　陈胆星　远志　濂珠粉　竹茹

五诊：旧恙癫狂未剧，新患涎沫已减，癫狂是阴阳之错乱，遂使神不清，志不宁，涎沫乃君相之蒸腾，致令津不敛，液不藏。神气多动少静，有时面红戴阳，寐寝多醒少恬，有时肉颤身掣，火炎于上，胃不减食，食停于中，脾不输精，从化湿浊，酿成顽痰，肾之坎水枯耗，损及脏阴，肝之寄风掀腾，牵动脑筋。有限之阴水日少，无潜之阳火日炎，转瞬一阳萌动，或有火兴风波，左脉仍然弦滑，壮水潜阳，以宁神志，熄风涤痰，以宣清窍。

青龙齿　辰远志　玄参心　牡丹皮　云茯神　白金丸　濂珠粉　左牡蛎　枣仁　广橘红　川贝　竹茹　犀角汁

按：本案审证精细，论亦透彻，凡脏腑、津液、神志、元气之论，洵多阅历之言。楼全善《医学纲目》云："涎多自然流出者为热"，并载"尝治宣文炳，口流涎不止，喜笑舌喑，脉洪大，用芩连柏栀白术苍术半夏竹沥姜汁服之，五日涎止笑息"一案，与本例见症有相似之处，姑录之，以备对照。

痉　症

案一　无痰不作眩，无风不作痉。头晕由来七日，痉厥发现昨日，大便不下已将一周，神气乍清乍昏，语言忽乱忽静，寐不宁恬，转侧似难衽席，身不甚热，痉时频多汗泄，左脉弦动，尺部尚见敛静，右脉柔软，关部略形滑实，舌质净白，并无干燥，病由六淫之暑湿外袭，益以七情之气火内起，饮食由此积滞，逐渐陈腐酿痰，阻遏升降之机，脘宇为之懊侬，真阴未免先虚，真阳易于鼓动，如再肝风痉厥，防有真气逆乱。与艺城、远乎先生互相酌议，方法先以潜阳通腑为第一要务，录方再请政服。

鲜生地　风化硝　栝蒌仁　川贝母　真滁菊　白金丸　冬桑叶　茯神木　陈胆星　新会皮　石决明　石菖蒲

二诊：风痰内阻外窜，发现似痉似痫，牵及全体络脉，角弓反张，离坎失济，水下火上，变幻独语，遂使损及精神，几有妄见鬼神。幸至寐寤通宵安谧，精神得以相交，语言亦不错乱，时觉脘宇嘈杂，时或头目眩晕，身体并不灼热，舌苔亦见润泽，左脉弦而俱细，右脉沉而带滑，外感之湿暑者少，内伤之神志者多。大便不下，小便滴少，半由风胜则肠燥，半由垢留则肠阻，湿痰气火难免蕴蓄，治法潜阳熄风，参用豁痰利窍，录方仍请艺城、远乎先生酌政。

鲜生地　石决明　川郁金　栝蒌仁　粉丹皮　石菖蒲　真滁菊　陈胆星　茯神　远志　濂珠粉

三诊：风痉痰痫两日不见复至，据此一端，足见峰回路转。第其大便仍未见下，中脘嘈杂，时作时辍，身热如潮，或起或平，种种皆由肝阳炽升，头晕肢掣肢掉，无非风阳上乘清窍。风为百病之长，善行数变，窜经入络，在所不免。腑气一日不通，浊气一日不下，浊既不降，清又不升，阳明胃火独受迷雾，不饥不食理所当然。卧欠安恬，事有必至，左脉弦而不张，右脉细而不数，舌质薄灰，口不恣饮，六淫之邪颇少，七情之火殊多，治法潜亢阳之上升，参用润六腑之下降，藉此廓清浊痰，或冀神气清爽。

鲜生地　丹皮　石菖蒲　茯神　石决明　栝蒌仁　真滁菊　川贝　陈胆星　远志　新会皮　濂珠粉

四诊：过嗜酒体，令肝胆之相火煽动风阳，恣食麦曲，阻肠胃之通降徒酿痰热。风为百病之长，痰为五谷之变，所以风痰两字最能变幻多端。经络有时伤然有动，神识有时寂然而昧，风乘清窍，头目或重或胀或痛或眩，痰阻气窍，脘宇乍嘈乍悸，乍咳乍吐。最关系者大便不通，浊气由此上干，清阳愈形窒碍。目前所持，似痉似痫经已三日不复发现，精神形虽狼狈，元阳决无脱暴，时在炎暑蒸腾，元阳为暑迫伤，肢软神倦，固不待言，据云脉象素见六阴，顷诊脉息与昔相符。舌质仍形薄白罩灰，扪之并不干燥无液，治法潜上亢之阳，以利清窍，参用润下焦之腑，以导浊气。

真滁菊　栝蒌仁　濂珠粉　橘红　石菖蒲　竹茹　桑叶　陈胆星　明天麻　钩钩　茯神　石决明

五诊：昨晚又发痉厥，顷见身体瘈疭，中医谓之肝风，西医谓之脑炎。风为百病之长，脑为一身之束，风起于肝，善行数变，脑位于头，能系诸经，人之神经思想无不出之于脑，人之知觉行动皆不越乎魂魄。见症知觉少灵，手指把握无力，头目昏蒙或重或胀，脊背反张时作时休，大便旬余未得其下，胃口累日勺米不进，左脉仍形弦细，右脉依然沉细，舌苔中间渐灰，根亦并不过腻。有形之痰浊阻填于内，无形之风阳走窜于外，一身经络悉受其伤，治法潜风阳之亢，以和肝脑，参用涤痰火之焰，以清肺络。

真滁菊　川贝母　真西珀　陈胆星　淡竹叶　茯神　石决明　桑叶　明天麻　栝蒌仁　濂珠粉　钩钩

六诊：停厥三日，前昨又厥矣，颈项反张，此厥而兼痉。昨日之厥，喉有哕气，此厥而兼痫，痰与厥属风阳，流走经络，厥与痫属痰壅火，填机窍，口有血涎，唾有血痰，身体颤动，手足抽掣，头胀目眩，大便窒塞，小便短少，左脉弦多动少，右脉有沉无浮，舌苔状如烟熏，根底稍有润白。火阳毕集于上，风痰气火随之，一身经络受伤，精神为之狼狈。治法清营分之热，以潜亢阳，参用润气分之燥，以涤痰火，录方于左，仍请艺城、远乎先生政之。

香犀角　鲜生地　丹皮　生桃仁　赤芍　濂珠粉　真滁菊　栝蒌仁　茯神　石决明　橘红　川贝母

七诊：诸风掉眩皆属于肝，脑中之系亦属于肝，头为六阳之交会，脑为一身之总司。头目每多眩晕，身体不能自主，此肝阳之病状，即脑膜之发炎。消烁津液，莫如风火，风胜则燥，火胜则干，大便秘结，此其常也。风火无形，善行脉络，手指为之抽掣，痰浊有质，易填机窍，神志为之昏昧。气火自腾，营血日沸，每发痉厥，必吐血沫。六部脉象左胜于右，中间舌苔黑如烟熏，口觉苦腻，喜嗜汤饮，羚羊性灵，务使通神而潜其肝，珠母色亮，藉以制阳而守其心。

羚羊角　石决明　丹皮　茯神　白荷花　濂珠粉　桑叶　犀角头　真滁菊　橘红　蝉衣　鲜生地　真金箔　栝蒌仁

八诊：头为阳之会，脑为肝之属，头痛头胀头晕头眩，皆不出乎肝阳脑炎。心者神之舍也，肝者魂之藏也，身体瘈疭而不自主，心神失镇摄之司，寐寤漂渺而不安恬，肝魂失归藏之职。气与血逆乱而行，痉与痫相牵而来，气腾血沸，络中必有留瘀，痉发痫剧，窍中必有蓄痰。瘀凝痰阻，风动火旋，神迷昏荡，无所不至。津液枯燥，肠痹便结，舌苔灰腻，口觉苦燥。左脉弦细，右脉沉细，潜阳育阴，以平气血之逆乱，涤痰熄火，以杜痉痫之剧烈。

鲜生地　栝蒌仁　建兰叶　茯神　羚羊角　鸣蝉　橘红　石决明　真滁菊　濂珠粉　粉丹皮　犀角尖　荷叶

九诊：清阳出上窍，浊阴出下窍，头面七窍清阳居多，为天之气，下部二窍浊阴居多，为地之气。天气下降则清明，地气上升则晦塞。上焦不行，如天之雨露少施，沟渎皆为干燥，大便秘结，宜其来也；下脘不通，似地之云雾多升，窍络皆为蒙蔽，头目眩晕，此明征也。痉厥痫厥属痰，身动肢动伤络，舌苔灰腻较减，左脉弦势亦减，清上焦之燥以潜亢阳而利清窍，润下焦之燥以熄风火而宣浊窍。

犀角尖　生地汁　火麻仁　人乳　柏子仁　石决明　栝蒌仁　郁李肉　梨子汁　桃仁　鲜藕汁

十诊：人之动属阳，人之静属阴，寤则属动，寐则属阴。头旋头胀，身掣自动，作于寤时，休于寐时，阳动之变牢不可破，内风乘阳鼓动，痰火胜于中脘，脘宇为之嘈杂。清阳居上，即头目七窍是也，浊阴居下，即前后二阴是也，清窍迷雾，浊窍窒阻，上有巅痛，下乃便结。清浊倒置，风痰胶滞，发肿发痫，或作或辍。左脉弦细，舌苔灰腻，治法清上窍以潜亢阳之盛，参用润下焦以涤垢滞之邪。

生地汁　栝蒌仁　藕汁　甘蔗汁　人乳汁　生梨子　巨胜

子　濂珠粉　桃仁　郁李仁　海松子　怀山药

十一诊：昨夜大便所下甚多，肠中积垢廓然而清。惟下后阴分愈伤而上焦阳火愈亢，头旋头晕概未除去，痉厥痫厥虽不复见，身体肢动尚觉如前。此肝阳狂澜虽倒，而未能安似磐石。掣动属阳，风从阳化，旋晕属火，风随火升，种种变幻情况，不越风阳痰火，损伤脑府在所不免。左脉虚弦，右脉沉细，治法甘缓其急，参用介潜其阳。

怀小麦　左牡蛎　冬桑叶　石决明　怀牛膝　滁菊　巨胜子　粉丹皮　淡甘草　丝瓜络　生鳖甲　剖麦冬　肥知母

十二诊：厥者，自下而上之病也；痉者，筋掣络动之状也。自下而上，由肝而出，筋掣络动，由阳而化，现在症状不复，痉亦不见，头旋头痛身动肢动顷息。呕吐浊痰绿水，定是中乏砥柱。胆气乘虚阳冒于上，清窍多蔽，头目皆欠清明；风趋于络，筋络多碍，身体不能自主。脑起头巅，巅疾则脑受伤，络附以身，络动则身不宁。左脉弦细，重按似欠流利，右脉沉重，重按亦欠振作。以脉参症，虚多实少，内风之虚阳为之鼓动，诚恐又有一番之剧烈。治法育阴潜阳、熄风利络之余，别无良策。录方仍候艺城、远乎先生察核脉症，酌政施行。

紫丹参　茯苓　淡竹叶　丹皮　代赭石　真滁菊　冬桑叶　牡蛎　怀牛膝　白芍　青龙齿　石决明

按：《素问·至真要大论》："诸禁鼓慄，如丧神守，皆属于火"；"诸暴强直，皆属于风"。指出了痉厥之病多由火热伤阴，阴虚风动而致。该患先有头晕头痛，继而神识昏糊，甚则妄见鬼神，卧不衽席，角弓反张，缘由六淫之暑湿外袭，七情之气火内起，真阴亏损，风阳鼓动。目前痉厥时作，伴脘宇懊憹，最关系者又为气火烁津伤液，腑气窒塞，浊气上干。《金匮》早有痉为病，胸满、口噤、卧不着席者，以大承气汤急下存阴之治。金氏明察，当机立断，首诊即以潜阳通腑为第一要务，并始终信守原意，顺序以进，至效方休。盖久病之体，精神衰疲狼狈，虽不可大剂攻下，重伤阴液，然迭经十诊，大便始下，垢积得以廓清，用药未免过于拘谨。设想于三五诊内以重剂增水行舟，佐以熄风潜阳，疏通腑道，不使浊气挟肝阳上干，则痉痫之症或可早日止息矣。

神　志　病

案一　心主神明，肝主谋虑，平时操心，神明易致内乱，益以远虑，肝阳善于炽动，喜嗜酒醴，肝火更为蒸腾，恣嗜肥肉，脾湿遂为盘聚。肝火旺则生风，脾湿胜则生痰，风痰互相胶固胆胃，胆失中正，胃失下降，诸阳乘机，毕聚于上，上焦清窍，悉受其蒙，耳聋不灵，目昏不明，有时面红如妆，有时面亮如油，语无伦次，寐不安恬，左脉细而无神，右脉滑而有力，舌根腻黄，舌尖厚白，论本神志混淆，论标浊痰蒙闭，一言而蔽之，多主于七情。水火日失交济，阴阳日失相恋，届及春令发泄，阴阳防其离脱。镇固阴阳以摄神志，清肃湿痰以通机窍，但见症如此，断难生效力。

龙齿　炙甘草　茯神　远志　杏仁　川贝　牡蛎　怀小麦　龟板　胆星　橘红　竹沥

按：七情内伤之证，往往是五脏气血内乱于先，痰瘀邪害伊始于后，致使生生之机失其常度。该患操持劳神伤心，多思远虑伤肝，过嗜酒醴伤脾，心肝营阴内损，脾虚痰湿留滞，以致水火失交，阴阳失恋，升降失司，清浊蒙混。时遇风木行令、厥阳独行，能不虑其阴竭阳越乎？此等病症；虽草木功微，然金氏之治，仍颇切病机。

案二　人之气血精神者，所以养生而固于性命者也。血气赖于水谷以资生，水谷多则气血亦多，水谷少则气血亦少，精神藉阴阳以维持，阳气足则神有归宅，阴气足则精有贮蓄，一言以蔽之，血气即阴阳。发病以来，纳食其微，气血之源从何丰裕，阴阳二气由何振作。少寐者，阳不入阴之预兆；颤掉者，气不充络之明征。头不晕目不眩，肝阳固无动摇。左脉涩多弦少，舌中光而边白，人身之阴庇于阳，人身之血生于气。调治之法，不可亟亟以滋阴，庶免窒碍其胃气，为今之计，似宜温其宗阳，藉以充长肝营。

蜜炙绵芪　远志　茯苓　淡甘草　冬桑叶　乳蒸于术　枣仁　归身　滁菊　黑芝麻　别直参

二诊：少寐者，责之营卫循行有偏，少食者，责之胃阳健运无力。脾胃主乎营卫，营卫即是气血，气血生于水谷，水谷蒸化为清浊，清者为营，浊者为卫，卫行脉外，营行脉中。经络跳跃，定是营卫之空虚，无以灌溉于脉络；头为颤掉，亦是筋络之牵动，并非内风之鼓舞。更衣不通，已有三日，非血液之枯耗，属气失其传导。左脉独涩不弦，涩为血少，右脉独沉不浮，沉为阳虚，阴血既亏，则阳未尝不亏，阳气既伤，则阴焉能不伤，治以两益气血，以调营卫，参用疏补脾胃，以安寐食。

别直参　绵黄芪　白芍　归身　辰茯神　红花汁染丝吐头　远志　霞天曲　枣仁　乳蒸於术　瓜蒌　仙半夏　带皮苓

三诊：人身之动属阳，人身之静属阴，寤则动气，寐则属静。盖多动而少静，致有寤而失寐，无梦不寐，无寐不梦，亦阳动之征，属阴虚之踪。头掉向右，足掣偏左，此肝血失藏，则经络遂无涵养之司。昨解大便稍有黑色，非有形之积，是无形之气火灼于营液。大病之后，气血并耗，五志之火，由此易动，七情之气，随之而起，自觉气逆，并非有余之气逆，大凡阳升则肝火亦上升。左脉虚弦，重按似涩，右脉沉细，重取颇弱，舌苔燥湿不一，起而红白无常，治法两益阴阳，参用交媾精神，使阴平阳秘，则精宁神安。

绵黄芪　乳蒸于术　石菖蒲　川贝　远志　归身　青龙齿　丝吐头　白芍　茯神

四诊：万事之变，不出乎阴阳偏胜四字，百病之起，总不离六淫七情两端。出于阳则寤，入于阴则寐，昨夜似朦似胧，达旦寤而不寐，阴阳之偏，固无疑义。病缠既久，源出内因，五脏俱虚，七情易感，惊怖疑恐，惊为肝主，恐为肾主。肝为藏血之司，肾为主水之职，多惊多恐，伤肝伤肾。血不足无以灌溉经络，水不衡无以承制君火，不寐颤掣其由来也。左脉涩势较减，稍有搏指之象，右脉弦势殊少，重按弱而无力，治法暂辍温养脾胃之气，前方增用滋育心肝之营。

丹参　白芍　青龙齿　川贝　橘红　夜交藤　远志　枣仁　怀小麦　归身　茯苓　鸡血藤膏

五诊：左手之脉复见虚细而涩，并无搏指形状，右手之脉依然细弱而沉，又无弦滑现象，舌质不红不燥，苔色有白有润，昨夜阴阳稍有交济，所以寤寐略见目睫。惟头尚为颤掉，而足亦见抽掣，其动在络而不在脏。一身经络皆主于肝，人身牵动皆属于气，气主动，血主静，肝血无藏，肝气无摄，其前之头足动摇总不出气乘于络，设或肝风妄动，何以头目不眩，静以制动，血以濡气，姑从缓投，敛阴养胃，理所必需。

白芍　远志　清炙草　川贝　丝吐头　茯苓神　小麦　枣仁　青龙齿　归身　炙橘红　鸡血藤膏

按：寐由神主。神安则寐，神乱则失寐，其所以不安者，景岳谓一由邪气之扰动，一由营气之不足。该患气血衰少，心血不足则神不守舍，夜寐不宁；气不充络则脉无涵养。身躯颤掉、经络跳跃是营卫气血之空虚；惊怖疑恐为肝肾精血之失藏。综观病症，虚多实少，治法固以两益气血为用。然人身之血气生于中焦之水谷，此脾胃为气血之本源也。故金氏以归脾汤补益心脾为主，或兼以调和营卫，以实脉络，或佐以交媾阴阳，以宁精神，总以固护后天脾胃为原则，俾使脾胃气旺，气血充盈，则心宁神安，寤寐恬然矣。

妇女病

案一　汛事愆期，带下无常，关系均在八脉，八脉隶于肝肾，欲调八脉，须养肝肾。

熟地　川芎　杞子　鹿角霜　当归　党参　杜仲　龟板　白芍　冬术　苁蓉　牡蛎　香附　绵黄芪

按：叶氏谓："奇经八脉皆丽于下"，是知八脉与肝肾，有源与流之分，源满则溢于流，经盛则注于络，故谓欲调八脉，须养肝肾，是治源之法。金氏尝云："育肝肾即寓养奇经"，即是斯意。

案二　肝肾营虚气滞，月事不以时下，奇经冲任少摄，带下频频不止，肾为胃关，肾虚关窒，腰酸脘胀，纳谷呆钝，脉象弦数，当益乙癸之虚，兼调八脉之滞。

小茴　当归　桂枝　白芍　防风炒绵芪　柴胡　茺蔚子　杞子　冬术　云茯苓　杜仲　佛手　青皮　砂壳

按：治病固当审乎虚实，更当察其虚中有实，实中有虚。前人谓："善治虚者，当从虚中求实"。本例肝肾营虚，兼挟气滞，图治之法，守补则呆，通补则行。药以甘温补虚，参入辛香流通之品，通补兼施，动静结合，足见金氏制方之妙。

案三　冲任积受寒湿，气街欠通，腹笥为之作痛。气郁及营，月事为之愆期。近加形寒身热，发作无序，似非外感，良由营卫失和所致。诊得左右弦涩，法当两和肝脾，双调营卫。

白归身　白芍　软柴胡　川芎　制香附　牛膝　炒枳壳　冬术　桂枝　茺蔚子　小茴煨老姜　红枣

按：本例因血虚，故以归芍益之；因气郁有滞，以柴胡疏肝散加减疏通之；因营卫失和，以桂枝汤调和之。更入牛膝、茺蔚子活血通经。诸药合用，共奏养血疏肝，调和营卫，通调月经之效。

案四　妇人以肝为先天，肝藏血而脾统之。肝有宿热，则肝阳偏强，藏失其职，则疏泄太过，经水来时不能摄止，且脾脏有湿，阴分日亏，而带下不止矣。益以悲愁交集，抑郁不舒，肝木失条达之性，而心神亦耗。心肾失交，不能主血，此崩漏所以日盛也。腰痛腿酸，眩晕耳鸣，胃钝口苦，面浮腹痛，动辄气喘。脉左关独弦，余部濡细，拟治当以柔肝凉血为主，而以养心滋肾辅之。

生地炭　乌贼骨　柏子仁　炒白芍　炙龟板　丹皮　黑茜根　龙齿　九孔石决明　佩兰叶　生谷芽　焦山栀　黑地榆　左金丸　茯苓　砂仁　棕榈炭

按：先肝藏脾统失职，继心血肾精失养，病涉四脏，治以养肝为主因，肝为女子先天故也。方药偏凉，乃宗叶氏“久崩久漏宜清宜通”之说，药味似庞，却无错杂悖谬之感。

案五　肝肾二脏不振，奇经八脉不固，月事早期，来如崩漏，甚而有块，净后带下，少腹作痛，腰脊亦痛，木乘于中，屡患脘痛，当用固摄下元八脉，参入两和肝胃。

菟丝子　芡实　牛膝　白芍　茺蔚子　归身　丹参　丹皮　栀子　杜仲　牡蛎　海螵蛸

按：八脉不固而致崩漏，叶氏阐发最精：“思经水必诸路之血，贮于血海而下，其不致崩决淋漓者，任脉为之担任，带脉为之约束，纲维跷脉之拥护，督脉以总督其统摄，今者，但以冲脉之动而血下，诸脉皆失其司……。”本例八脉失固，冲脉多动，由肝体失涵，肝用过亢，以致经血横决莫制，漫乎关防也。方以菟丝、杜仲益肾，杞子、当归养肝，盖八脉隶属肝肾也，复以芡实、牡蛎、海螵蛸止涩经血，丹参、丹皮、茺蔚凉血清肝，祛瘀止血，白芍泄肝和胃，牛膝引诸药入肝肾奇经。综观全方，塞流以收之固之，澄源以凉之通之，标本兼顾，药中病所。

案六　先由白带，继而赤带，益以经水淋漓，甚而色紫成块，少腹抽痛，牵及经络，形寒头痛，脘满食少，脉象弦芤，舌苔腻白，病在奇经八脉，兼挟寒湿阻遏，治法益气血之虚，参用通气血之滞。

丹参　白芍　牛膝　新绛　丹皮　茺蔚子　驴皮胶　海螵蛸　紫石英　法半夏　橘络　甘草

二诊：肝肾阴虚，冲任失固，自白带而转赤带，由经漏而致成块，血去气无所附，气逆乘于络脉，少腹掣痛，面目浮肿，冷热头晕，耳鸣盗汗，脉象弦芤而滑，舌苔薄腻而白，脾胃为湿所困，治法缓投滋腻。

旋覆花　归须　白蒺藜　杜仲　丹参　炒白芍　新绛　甘草　茯苓皮　海螵蛸　丹皮　枳壳炒白术

按：本案病在奇经，法当滋腻填补，如前方驴皮石英之属，惟兼挟寒湿，总有掣肘，古人谓:“二虚一实者，治其实，开其一面也”。本症既由肝肾虚衰致冲任失固，白带转赤带，由漏而致崩，精血俱虚，正二虚之谓，滋腻填补，乃常理也，无如“脾胃为湿所困”，故“缓投滋腻，”先开一面之实，方以枳术苓皮淡渗运气，白芍蒺藜丹皮甘草泄肝缓中，复以旋覆新绛丹参归须通其脉络，偕杜仲螵蛸兼入奇经。二诊处方熨贴，肝脾经带面面俱到，且通常达变，毫不偏囿固执，足见其长。

案七　肝脾肾脏阴虚，奇经八脉交亏，下焦固摄失权，腹痛漏红带下，左脉关部弦涩，右部虚大。当用滋填三阴足经，参入固纳下元，以充冲任。

茜草根　炙龟板　白芍　海螵蛸　粉丹皮　大生地　紫丹参　枣仁　甘杞子　怀牛膝　腺鱼胶

按：肝脾肾脏阴虚，奇经八脉交亏，是本证的关键。漏红者血也，带下者精也，当此精血丧失，脂液荡尽之际，非滋腻填补不可。故以地芍杞子、牛膝、龟板、丹皮补肝肾，清虚火，枣仁、丹参益心脾，而海螵蛸、茜草、龟板、腺鱼胶四味合用，实系《内经》藘茹乌鲗骨丸之变方。考《内经》原方共藘茹、乌鲗、雀卵、鲍鱼汁四味。藘茹即茜草，气味甘寒，能止血治崩；乌鲗即海螵蛸，气味咸温下行，主赤白漏下；鲍鱼汁，取鱼本水中物，其性能入水藏，通血脉，益阴血，用腺鱼胶代之。腺鱼胶、海螵蛸均有秽浊味，诚吴鞠通言："下焦丧失，皆腥臭脂膏，即以腥臭脂膏补之"。本乎浊者下降，同气相求之义。

案八　胎前浮肿名谓子肿，胎前咳嗽名谓子嗽。昨日带病分娩，今朝腹笥未瘪，自觉有形如块，甚而动定无常，面部浮肿，肢体亦肿，恶露颇少，带下不多，皆由平时气血亏虚，加以气血凝滞，最危险者，气上冲逆，坐不得卧，咳不得息，幸无面红烦热，而不阳飞阴随。脉象颇具滑芤，重按殊觉无神，面无华色，舌有白苔。阳气虚于上，阴气耗于下，俾得扶过三朝，或无变生枝节。血虚之体，无须化瘀。气滞已见，务宜顺气，气顺则血行，气调则血和，暴产赖乎阳气，益气万不可少。

人参　干姜　五味子　牛膝　川芎　当归　川贝　附块　紫石英　甘草　橘皮　枳壳

按：此症浮肿脾虚，久嗽肺虚，产后肾虚，血少肝虚，暴产心阳亦虚，五脏真气俱虚。顷见气上冲逆，坐不得卧，咳不得息，诸气逆乱于上，又兼气滞，恶露少行，见症甚多，治颇棘手，证笃岂容傍徨，存体护阳为要。方以四逆加人参汤，回阳救逆，大补元气，石英、五味、牛膝降纳肾气，川贝、陈皮、枳壳理气化痰，归、芎补肝行血，俾得元阳复辟，五脏气机调畅，方能扶过三朝，继以将息调理，庶不变生枝节。

案九　胎前泄泻，绵延三四月；产后下利，经有十六朝。久下伤阴，阴虚则生火，火性急速，下而不禁，火升面红，烦冒艰寐。脉象滑疾，重按柔软，舌质干燥，苔见松白。咽喉有糜，两腮有点，阳脱阴耗宜防，育阴潜阳为亟。

盐水炒川连　生地炭　龙齿　牡蛎　蛤粉炒驴皮胶　枣仁

白芍　麦冬　炙甘草　云神　橘红　谷芽

按：此案胎前泄泻三、四月，产后复利十六朝，营液之枯涸，可想而知。刻下阴虚生火，火性急速，见症危笃。下而不禁，已涸之阴液欲竭；火升面红，无恋之虚阳飞越。烦冒艰寐，心神失藏，欲驰难追。脉象滑疾，阴虚阳奔，脱厥堪虞。急以一甲复脉汤加减，育阴潜阳，益气固脱。理在先贤议论之中，方不拘于产后宜温、宜祛瘀诸常理，法外备法，胆识俱高。

案十　屡屡胎漏成堕，总由木火扰动。现经二月不行，脉已流动似滑，定有妊兆，无如带下频频，诚恐有伤下元。当用保护冲任，以益下元，即可安胎。

归身　白芍　盐水炒杜仲　盐水炒菟丝子　苏梗　川断　广皮　砂壳　芡实　莲须　枳壳炒白术　牡蛎　子芩

按：《金匮》曰："妇人妊娠，宜常服当归散主之"。丹溪备极推崇之，列为妊娠调治主方，谓："妇人有孕，则碍运脾胃，迟而生湿，湿而生热，古人用白术黄芩为安胎之圣药。盖白术补脾燥湿，黄芩清热故也。况妊娠赖血培养，此方有当归芍药以补血，尤为备也"。本案数经滑胎，近值带下绵绵，惶恐下堕，先当安胎，以金匮当归散摒弃川芎动药，入杜仲、菟丝、牡蛎、莲须、芡实固冲任益下元，务期固胎之力更厚。立方步步顾及冲任，处处照顾脾胃，药中病所，允称至当。

案十一　左脉弦涩，血虚肝旺也；右关流滑，湿胜痰滞也。经事愆期，得食欲吐，系是恶阻之兆，原非经阻之候；心悸艰寐，腰痛带下，此由肝肾阴亏，冲任欠摄；时或温温腹痛，虽由腑气失和，延防小产之患。治当和肝胃以止吐，参入养肝肾以固下，而中焦略有痰浊者亦须顾及。

米炒党参　枳壳炒於术　广皮　云茯神　白芍　酒炒归身　盐水炒杜仲　绿萼梅　煅牡蛎　公丁香　盐水炒吴萸　潼蒺藜

按：本案护胎，仍以金匮当归散去川芎主之，而中焦挟有痰湿，肝气乘虚犯胃，恶阻之兆更显，故去黄芩之凉，配合温中理气、化痰燥湿之品，更入益肾补肝，固摄冲任之剂，如是则冲任得养，痰湿得化，肝胃调和，胞胎自固矣。金氏善用古方，又多化裁，治有定法，定法中又有活法，于此可见一隅。

案十二　阴虚之体，营分有热，经停四月，脉象流疾，可卜有珍无疑，然营中既有热留，血海不得宁静，冲任八脉，咸失其职，胎漏自由来也。近挟时气，燥火侵入肺胃气分，遂使咽喉燥痛，脘满纳减。当用柔静养血之品，以制冲任血海之动，佐以甘凉轻飏之味，以泄中上无形之邪。

海螵蛸　白芍　归身　牡蛎　茜草根　钩钩　条芩　桔梗　桑寄生　橘红　玄参　甘草

按：阴虚之体，营分有热，胞胎不固，宜补正安胎，以归、芍、牡蛎、海螵蛸、寄生、黄芩、茜根柔静之品以固摄冲任，清热安胎。近又兼挟时气，复佐玄参、桔梗、钩钩、橘红、甘草甘凉轻扬之品润燥祛邪，治病安胎，此保胎治病两全之计。方仍由金匮当归散去川芎之动，及白术之守，务使营血宁静则胎安，机轴灵转则邪却。

案十三　难产气血错乱，下焦瘀露尚阻。而胎前之暑风乘机而发。暑为火邪，先伤气分；风为阳邪，尤伤上焦，清肃失司，邪阻酿痰，痰聚气机，清阳为痹，胃纳顿减，大便窒滞，略有身热，稍觉头痛，脉象均觉滑大，舌苔满布燥白，上为邪羁，下为瘀留，当用轻清宣上，毋碍其下，佐以芎归逐瘀，毋碍其上，第其遍体斑垒，还须甘凉解毒。

当归　益母草　川芎　怀牛膝　荆芥　丝瓜络　丹皮　净银花　连翘　益元散　橘红　漂象贝

按：此症上为邪羁，下为瘀留，若固执产后多寒一说，误用炮姜、肉桂之属，势必助阳化火，伤津劫液，变症丛生，所以必先清上。药用银花、荆芥轻清宣上，合连、翘、丹皮益元清暑解毒，佐芎、归、益母、牛膝逐瘀，方可达清上勿碍下之目的。

案十四　产后腹笥膨满，小溲约束不循常度，决非脾胃湿浊之阻痹，亦非膀胱州都之失职。细参病源，系是临产过久，冲任奇脉致伤，冲任二脉行于腹里，二脉既伤，气街不和，故腹笥不为产后软小也。肝肾居于下焦，以产先伤其下，肝肾受伤则冲任未始不受其害，因冲任隶属肝肾也。肝主疏泄，肾主封藏，肝不足相火易动，动则关窍愈通，肾不足津易燥，燥则大便维艰。左部脉象弦大，右部亦欠柔静，舌质中央淡绛，两边略起薄白。真阴无有不虚，营分岂有不热，法当养肝肾之阴，以固下元，参用通冲任之气，以调机关。

白归身　杞子　鹿角霜　麻仁　肉苁蓉　白芍　炙龟板　牛膝　菟丝子　小茴　左牡蛎　橘络核

按：本病起于产后，左脉弦大，右脉不静，溲淋便艰，舌质淡绛，真阴虚，营分热。但腹笥膨满由何而作？细参病源，方知临产过久，奇经戕伤，颇合吴鞠通“产后当究奇经”之论。因奇经气滞，故用小茴、橘核通之；因八脉亏损，故以鹿角、龟板、苁蓉、杞子、菟丝、牛膝益之；因营血不足，故遣当归、白芍养之；复佐牡蛎固尿之失约；麻仁润便之艰涩。诸药参用，使肾脏固摄有权，肝疏不致太过，奇经气街流畅。立方用药，颇具巧思。

案十五　丰腴之体，脂膏充满，子宫满塞，故难孕育，询知月事准期，来而甚少，脉象滑大，病关八脉，治当温养下元，以涵奇经。

炙绵芪　党参　熟冬术　广皮　茺蔚子　杜仲　鹿角霜　白芍　潼蒺藜　归身　刺猬皮　菟丝子

按：丹溪曰：“若是肥盛妇人，禀受甚厚，恣于酒食之人，经水不调，不能成胎，谓之躯脂满溢，闭塞子宫”。本案症，于此正合。但金氏治法同丹溪迥异。丹溪主张“宜行湿燥痰”，金氏则重“温养下元，以涵奇经”，仁者见仁，智者见智，各有师承发挥，可资借鉴。

目疾翳障

案一　操用心机，血为之耗，丧明多郁，气为之伤。肝为风木之脏，其体阴而用阳，又为将军之官，其性急其气躁，多烦多劳，肝阳必炽，多郁多嗔，肝火必旺。乘仲夏阳气之升泄，挟时令暑火之蒸腾，互相煽动，胶结募原，欲疟不达，久缠阴耗，以致阳失依附，亢而化火，上热下冷，烦冤自汗。因虚误补，投用别直，阳得参力而更张，火得参力而益横，浮阳难以扑灭，无隙可出，上注于目，左目已睆无所见，右目起翳而昏糊。现在纳食如昔，寐寤如常，口中自觉干燥，两足自觉虚软，肝胃络热，显然昭著。年逾六秩，下元已虚，肝肾精营渐竭，筋骨荣养失司，痿躄之患，不得不防。更衣燥结，是属血燥，所谓大肠得血始润也。左右脉象弦细而数，舌质满苔薄白而腻，细按病情，都属内伤，欲求渐图恢复，端在怡悦性情。

西洋参　首乌　柏子仁　滁菊　桑叶　夜明砂　霍山石斛　女贞子　石决明　丹皮　蝉蜕　谷精草

二诊：五脏之精华皆上注于目，精有亏，目不明，目为肝窍，目疾无不注重于肝，肝气通心，肝病无不牵连于心。心主君火，肝主相火，从中煽动，乘机旋扰，左目之瞆，无从措施，右目之翳，亟应预图，若再因循贻误，恐亦难保无虞。头痛耳鸣，风阳上乘也，矢气肠鸣，风阳下趋也，足部痿软，属胃络弛缓，以胃脉主乎机关也，便溺涩滞，属肾阴亏乏，以肾窍开于二阴也。左寸关脉独见弦数，肝阳心火炽盛显然无疑。昨宵不成寐，亦是肝阳扰胃，所谓胃不和则卧不安也。治法壮水以制火，参用育阴以潜阳，希冀缓图，难期速效。

生首乌　白芍　丹参　黑芝麻　桑叶　木贼草　女贞子　石决明　丹皮　夜明砂　滁菊　谷精草

按：患者操持多郁，阴血暗耗，心烦神躁，阳火方张，且岁逾花甲，肝肾营阴渐竭，故症见目赤翳障，两足痿躄，溲涩便结，皆一派阴虚火燎，下虚上实之象。金氏拟壮水制火、滋肾养肝之剂，固属正治之法，而怡情悦性配合药治，则能杜内伤之由，徒守药饵，未足恃也。